눌원보건문고 23

보건의료개혁에 대한 최근의 논의
개발도상국을 위한 제언

- **HEALTH SECTOR REFORM**
  KEY ISSUES IN LESS DEVELOPED COUNTRIES
- **LESSONS FROM COST-RECOVERY IN HEALTH**
- **AID INSTRUMENTS AND HEALTH SYSTEMS DEVELOPMENT**
  AN ANALYSIS OF CURRENT PRACTICE
- **APPLYING PLANNED MARKET LOGIC TO DEVELOPING COUNTRIES' HEALTH SYSTEMS**
  AN INITIAL EXPLORATION
- **CAPACITY BUILDING FOR HEALTH SECTOR REFORM**

서울대학교 의과대학
의료관리학교실 옮김

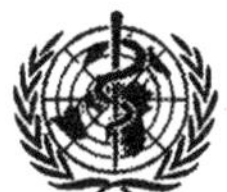

세계보건기구 World Health Organization

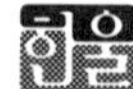

세계보건기구는 국제적인 건강문제와 공중보건에 대해 일차적인 책임을 지는 국제연합의 전문기구이다. 1948년 조직된 이 기구를 통해 약 170개국의 보건의료 전문가들은 서로의 지식과 경험을 교환하고 2000년까지 전인류가 사회경제적으로 생산적인 삶을 영위할 수 있게 하는 건강 수준에 도달할 수 있도록 노력하고 있다.

세계보건기구는 포괄적인 보건의료 서비스, 질병 예방과 관리, 환경위생 개선, 보건의료인력 개발, 생의학 발전과 보건의료 서비스 연구 조정, 보건사업 기획과 실행을 증진시키고 회원국간의 직접적인 기술협력과 협조망을 구축하는 것을 돕는다.

이런 폭넓은 분야의 노력에는 회원국 전국민을 포괄하는 일차보건의료체계 개발, 모자보건 증진, 영양실조 개선, 말라리아나 결핵, 나병 같은 전염병 관리, 에이즈 예방과 관리를 위한 전세계적인 전략 조정, 예방할 수 있는 질병에 대한 면역증진활동 강화와 천연두 박멸, 정신건강 증진, 안전한 식수 공급, 모든 범주의 보건인력교육 등의 다양한 활동이 망라되어 있다.

인류의 더 나은 건강을 위해서는 생물학적 물질, 살충제, 약품에 대한 국제표준 설립, 환경보건 기준 설정, 약품의 일반명 사용 권장, 국제보건규약 관리, 질병과 관련 건강문제의 국제적 통계 분류 개정, 보건통계 정보 수집과 분배 등에 대한 고려 또한 필요하다.

다양한 세계보건기구 주관 사업에 대해 더 자세한 정보를 얻으려면 세계보건기구의 간행물들을 참고하면 된다.

옮긴이 서문

보건의료개혁이라는 말은 이제 생소한 것이 아니다. 전세계적으로 보건의료개혁이라는 명목하에서 의료비를 절감하고 국가보건의 목표를 달성하기 위해 많은 다양한 시도와 변화들이 행해지고 있다. 우리나라에서도 이미 1994년에 의료보장개혁위원회가, 1997년에는 의료개혁위원회가 결성되어 활동한 바 있으며, 현재 의료개혁의 연장선상에서 의료보험통합을 위한 준비작업이 진행중에 있다. 그러나 이 개혁의 성격이 선진국의 그것과 어떻게 다른지 우리나라의 보건의료개혁은 어떤 맥락에서 접근해야 하는지 등의 포괄적인 합의는 가시화되어 있지 않은 것으로 보인다.

이 책은 개발도상국에서의 보건의료개혁은 어떤 위상을 갖고 제기되고 있는지, 그 의미는 무엇이 되어야 하는지에 대한 세계보건기구의 제안을 담고 있는 글들을 모은 것이다. 세계보건기구의 보건의료개혁포럼을 통해서 논의된 내용을 보고서로 발간한 것으로 개발도상국에서의 보건의료개혁에 더 적절한 의제를 구성하기 위한 실천적 평가를 수행하고 있다.

이 책은 다섯 개의 부로 구성되어 있다. 제1부에서는 보건의료개혁이 달성하고자 하는 목표를 검토함으로써 보건의료개혁의 의미를 살펴본다. 보건의료부문에는 임금과 운영비 사이의 만성적인 불균형, 전문가 집단, 보건의료 노동조합, 다른 이익집단들의 자기 방어적인 권력, 정치적 지도력의 부재와 같은 문제가 존재한다. 저자는 보다 일관된 개혁은 보건의료체계가 작동하고 있는 맥락에 대한 정확한 이해에 기반한다고 주장하고 있다. 또한 개혁 프로그램이 도출되는 맥락과 사고, 경험에 대해 검토하여 관리된 시장기전이나 진료비 본인부담 등 모든 개혁 프로그램에 공통될 수 있는 제도개혁의 몇 가지 원칙을 제시하고 있다.

제2부는 개발도상국에서의 본인부담금정책을 살펴보고 있다. 본인부담금정책이 갖고 있는 특성에 대해서 각국의 사례들을 통해 검토하고 있으며, 이것이 이용될 수 있는 조건과 목적에 대해 조심스러운 태도를 취하고 있다.

제3부는 다국적 원조기관들의 원조정책과 실천이 개혁과정에 미치는 영향에 대해서 고찰하고 있다. 바람직한 원조유형을 결정하는 데에 피원조국의 재정관리 방식과 행정의 흐름, 관행 등이 고려되어야 한다는 점을 보여주고 있다. 비록 우리나라는 보건의료부문에서 직접적인 원조국도 피원조국도 아니지만 공공재원이 보건의료부문에 분배되는 기전을 이해하는 데 도움을 줄 것으로 생각된다.

제4부는 보건의료에 시장기전을 도입하는 문제에 대해 논의하고 있다. 관리된 시장, 경쟁과 규제, 계약의 도입 등에 대해 북유럽지역의 경험을 중심으로 개발도상국에 대한 적용가능성을 제시하고 있다. 주로 미국쪽의 의료개혁 모델에 익숙했던 우리나라의 보건의료 연구자들에게 사고의 폭을 넓혀주는 신선한 정보가 될 것으로 기대된다.

제5부는 개혁을 수행하는 데 요구되는 혹은 더 넓게 보건의료부문의 정책을 결정하고 수행하는 데 요구되는 주체적 역량의 문제를 다

루고 있다. 개발도상국의 상황에서 가능한 여러 가지 양식들을 제시하고 있으며, 무엇보다 그 나라가 처한 상황에 근거한 처방이 중요하다는 점을 강조하고 있다.

아무쪼록 이 책의 번역이 우리나라의 보건의료체계를 연구하고 실행하는 사람들에게 보건의료개혁에 대한 다양한 관점과 논쟁들을 다시 한번 정리하고 총괄할 수 있는 틀을 제시하는 계기가 되기를 바라는 마음 간절하다.

1998년 7월
서울의대 의료관리학교실
주임교수 신영수

차례

보건의료개혁포럼 토의보고서
Forum on Health Sector Reform
Discussion Paper No. 1-5

보건의료개혁포럼에 대하여

보건의료개혁포럼은 보건의료정책과 보건의료개혁에 관심이 있는 경험 많은 전문가들이 정기적으로 만나는 모임이다. 포럼의 참여자는 국제기구나 지역개발은행, 보건부 및 관련 기관에서 일하는 사람들이다.
포럼의 회의에서는 현재 이루어지고 있는 보건의료개혁 지원 활동과 앞으로 세울 계획의 범위와 특성에 관한 정보를 주고 받는다. 즉 보건부문 개혁에서 우선적으로 다루어야 할 문제를 정하고, 포럼에서 언급되고 결정된 우선순위에 관한 토의 자료를 검토하며, 마지막으로 관련국의 경험과 여러 원조기구에서 개혁과정을 지원하는 방법에 대해 논의한다.

보건의료개혁포럼의 구성원들은 다음과 같다.

Dr A Asamoa-Baah, Dr W Bichmann, Dr A Cassels, Dr E Castagnino, Mr A Creese.

Dr F Decaillet, Mr R Emrey, Mr S Glovinsky, Dr D Gwatkin, Dr K Janovsky(서기).

Mr S Jarrett, Dr K Kalumba, Dr R Lea, Dr J Martin, Dr S Mogedal.

Dr R Owona-Essomba, Dr M Palacio, Dr Sanguan Nitayarumphong, Dr F Schleiman.

Ms J Thomason, Dr M Vienonen, Ms E Wallstam.

좀더 자세한 사항을 알고 싶은 사람은 아래의 주소로 연락할 수 있다.

Secretary, Forum on Health Sector Reform

National Health Systems and Policies Unit

Division of Strengthening of health Services

World health Organization

1211 Geneva 27 Switzerland

전화: (41 22) 791-2568

전송: (41 22) 791-0746

E-mail : janovsky@who.ch

제1부

보건의료분야의 개혁

저개발국에서의 핵심적인 문제

보건의료분야의 개혁
저개발국에서의 핵심적인 문제
(Health Sector Reform: Key Issues in Less Developed Countries)

앤드루 카셀스

이 논문은 원래 영국 해외개발국(Overseas Development Admin-istration)에 제출하기 위해 씌어져 1993년 12월에 열린 보건의료개혁 포럼(Forum on Health Sector Reform) 1차 회의에서 발표되었다. 그후 이를 수정·보완하여 1995년 6월 ≪국제개발≫(*Journal of International Development*, vol.7, no.3, 329-347) 지에 발표하였다. 세계보건기구는 ≪국개개발≫ 지의 허락을 맡아 이 논문을 보건의료개혁포럼의 토의보고서 시리즈의 1권으로 출판하게 되었으며, 출판을 허락해 준 ≪국제개발≫ 지에 감사드린다.

1. 서론

보건의료 개발에 관한 문헌에 보건부문개혁(health sector reform)이라는 용어가 자주 쓰이고 있으며, 산업화된 국가에서는 개혁의 차원·범위·목표에 관한 동의가 어느 정도 이루어져 있다(OECD, 1994). 보건의료개혁에 관한 국제적인 관심이 이렇게 커지자, 저개발국에서도 국가보건정책목표를 달성하기 위한 전략과 선택 범위가 확대되었다. 오랫동안 여러 가지 1차 보건의료 접근법에 대한 수많은 성과 없는 논쟁을 거쳤지만 건강 수준은 그다지 향상되지 못한 현 상황에서 볼 때, 이는 상당히 바람직하고 중요한 문제이다. 그러나 산업화된 국가의 경험이 개발도상국에서 지배적인 정치적·경제적·사회적 및 제도적 상황과 얼마나 관련성을 갖고 있는가가 논란거리로 남아 있다. 최근에는 국제기구에서 무비판적으로 시장메커니즘을 확대시키고 영국과 같은 특정 국가의 모델을 수출한다는 데 비판의 초점이 맞추어져 있다(Collins et al., 1994). 그러나 이런 논쟁을 극단으로 끌고 가거나 저개발국에서의 관리된 경쟁(managed competition)의 이론적인 장단점을 단순히 분석하기만 한다면 별다른 도움이 되지 않는다. 오히려 실제로 해결해야 할 문제와 극복해야 할 한계점에 비추어, 개혁을 위한 적절한 의제가 무엇인가에 대해 좀더 실용적으로 평가할 필요가 있다. 따라서 이 논문은 소득이 낮은 국가에서 시행되는 보건의료개혁의 실제적인 의미를 탐구하는 것을 목표로 하고 있다.

따라서 이 분석에서는 보건부문개혁이 의미하는 바와 이런 개혁으로 달성하려는 목표를 알아보는 것을 출발점으로 삼았다. 다음으로는 보다 논리적인 보건부문개혁 방법을 개발하기 위해, 개혁이 시행되고 있는 상황과 개혁 프로그램이 끌어낼 수 있는 아이디어원과 경험을 보다 상세하게 알아본다. 여기에서 중요한 의문은 모든 개혁 프로그램에 공통적이며 일반적으로 적용할 수 있는 일련의 조직 원칙의 개발이 가능한가 하는 것이다. 이 논문의 세번째 장에서는 특히 제도적 변화의 측면에 초점을 맞추어 여러 가지 개혁 방안과 관련된 국가의 경험을 알아본다.

유럽과 북미의 최근 경험을 보면 보건부문개혁이란 상당히 정치적이고 경쟁적인 과정이라는 것을 분명히 알 수 있다. 이는 다양한 지역 활동가가 활동하고 있으며 원조기구의 역할로 인해 상황이 더 복잡한 저개발국에서도 마찬가지이다. 따라서 개혁에 관한 논점들을 분석할 때는 원조기구의 정책에 따라 개혁과정이 어떻게 영향을 받는지 고려해야 하며, 이를 감안하지 않은 분석은 완전할 수 없다.

2. 보건부문개혁은 무엇이고 왜 필요한가?

개혁에 영향을 미치는 선택의 범위는 매우 다양하지만 저개발국
에서 부딪히는 문제들은 거의 동일하다.

- 희소한 자원이 비효율적으로 사용되고 있다: 공공기금이 비용-
  효과가 낮고 부적절한 서비스에 사용되고 있고, 운영비에서 인
  건비의 비중이 너무 높으며, 1차 진료보다는 3차 진료에 공공기
  금이 주로 사용되고 있다. 기존 서비스는 관리가 제대로 이루어
  지지 못하고 돈은 필요한 곳에 사용되지 못하고 있으며, 돈이
  어떻게 지출되고 있는지 모니터도 되지 않는다. 돈이 가치 있는
  상품과 서비스를 구매하는 데 사용되고 있다고 보장할 수 없다.

- 사람들이 필요한 보건의료를 받을 수 없다: 이는 다양한 요인에
  서 기인하는 데 개인적인 빈곤, 지리적 위치, 연령, 성, 실업, 특
  정 질환(예를 들어 성병)을 치료하는 서비스의 부재 등이나 서
  비스의 기획과 관리의 문제점 때문이다.

- 사람들이 원하는 서비스가 제공되지 못한다: 사람들은 주위에
  있는 서비스가 질이 낮을 경우 단순히 접근하기 쉽다는 이유로
  무비판적으로 서비스를 받아들이지는 않는다. 따라서 여러 나라
  에서 서비스가 상당 정도 과소이용되고 있다. 공공부문의 경우
  직원들은 동기도 없고 훈련도 받지 못하였으며, 대기 시간이 길
  고, 진료시간은 불편하며, 적절한 장비와 약품이 구비되어 있지
  못하고 비밀보장이나 프라이버시 존중이 되지 못하고 있다. 민
  간부문에서는 잠재적으로 위험한 치료에 대한 안전판도 없고

재정적으로 착취당할 위험이 있다(Nabarro and Cassels, 1994).

개발도상국 정부는 공공수입의 적절한 부분을 건강에 분배하는 것을 보장해야 한다. 즉 공공기금으로 제공하는 보건의료의 편익은 형평적으로 분배되어야 하며, 자원은 가능한 한 효율적으로 사용되어야 한다. 이것은 투자된 돈으로 최대한의 건강 향상을 가져와야 하며 최소한의 비용으로 넓은 범위의 서비스를 제공하여야 한다는 것이다. 또한 정부에서는 사용자들이 제공되는 서비스의 형태와 내용에 대해 만족하는지 그리고 어느 정도의 통제력을 갖고 있는지에 관심을 가지고, 심각한 사고나 질환의 경우에 의료비로 너무 많은 돈이 지출되지 않도록 사람들을 보호하고자 할 것이다. 전반적으로 1인당 보건의료비 지출이 시장경제 지출의 2%를 약간 상회하고 적정 수준으로 증가할 것이라고 기대할 수 있는 경제적인 환경에서는 이런 정책목표가 달성되어야 한다. 정확히 말하면 사하라 이남 아프리카의 대다수 국가인 36개국은 1990년 현재 1인당 보건의료비로 20달러 이하를 지출하고 있었다(Murray et al., 1994).

문제와 폭넓은 보건정책목표 모두 새로운 것이 아니라면, 그리고 정부가 이들을 여러 해 동안 원조기구의 지원으로 해결하려고 하여 왔다면, 우리들은 보건부문개혁이 무엇으로 구성되는지 의문을 가질 필요가 있다. 방법면에서 볼 때, 개혁이라는 용어는 단순히 점진적이거나 진화적인 변화라기보다는 근본적인 변화를 의미한다. 또한 개혁은 단 한 번의 과정이라기보다는 지속적인 것이 되어야 할 것이며 또한 목적지향적이어야 한다(Berman, 1993). 변화의 목적은 전반적인 보건정책목표의 달성을 촉진하는 것이다.

또한 변화과정이 정책목표의 재정의와 보건의료체계의 이데올로기적 지향에 대한 논의에 머무르지 말고 그 이상으로 확대될 필요가 있다. 제도적인 변화나 구조적인 변화가 없으면, 기존의 조직구조와 관리체계로는 앞에서 열거한 문제들을 제대로 다루지 못할 것이다. 따라서 보건부문개혁은 이런 정책이 실현될 우선순위를 정하고 정책을 개선하며 제도를 개편하는 것과 관련되어 있다.

개혁 내용에 대한 논의는 비교적 많이 이루어진 반면 개혁 과정과 정책 및 제도 변화를 시행할 때 부딪히는 어려움은 상대적으로 무시되었다(Walt and Gilson, 1994). 이처럼 내용에 초점을 맞추게 되면 변화의 시행가능성에 관한 문제를 무시하게 될 뿐 아니라 보건부문 개혁이 관리된 시장기전의 도입이나 사용자에게 진료비를 받는 것, 공공부문의 규모를 줄이는 일, 비용-효과적인 일괄 서비스나 민영화와 같은 한 가지 특정한 처방으로 변질되는 위험에 빠지게 된다. 그 결과, 긴급하고 해결이 어려운 문제를 처리하려면 창조적인 해결책이 필요함에도 불구하고 특정 전략이 옳은지 그른지에 대한 논의에 파묻혀 버리게 된다.

이 논문은 상시적으로 적용되며 보편적인 보건부문개혁 조치는 없다는 것을 출발점으로 삼고 있다. 오히려 기존의 정책, 제도, 구조, 체계가 효율성, 접근성, 비용보전과 대중의 요구에 대한 반응이라는 문제를 얼마나 잘 해결하고 있는지 검토해보면, 개혁 의제가 도출될 수 있을 것이다. 국가의 특성─저개발국과 산업화된 국가, 계획경제에서 전환되고 있는 국가─에 따라 이런 문제의 상대적인 중요성이 달라질 것이다. 산업화된 국가에서는 경제성장의 둔화와 인구의 노령화, 대중의 기대 확대, 의료기술과 관련된 비용증가를 해결하기 위해 개혁이 설계되었다(OECD, 1994). 그러나 보편적이거나 거의 보편적으로 적용되어 기능하는 제도에 반대되는 것은 아니다. 저개발국에서는 제도적인 역량이 매우 제한적인 상황하에서 취약주민에게 기본서비스를 확대하고 서비스의 질을 높이고, 자원의 불공평한 분배를 개선하는 문제를 개혁 전략으로 세울 필요가 있다. 국가정책목표와 일치하여 보건의료제공을 분배하는 체계의 필요성은 모든 나라에서 공통적이다.

　다른 차원의 논쟁은 이 용어가 보건의료체계의 개혁을 의미하느냐 아니면 보다 일반적인 의미에서 보건의료의 개혁을 의미하느냐에 집중되어 있다. 후자의 견해는 단순히 평소와 같이 전통적으로 정의된 보건부문내에서 정책과 제도를 개혁하는 것을 의미할 수 있다. 따라서 개혁에 대한 국제적인 관심에 힘입어 보건부문개혁은 교육, 주택, 고용과 농업과 같은 다른 부문의 기구의 활동을 통해서, 그리고 공공정책의 개혁에 관한 보다 더 폭넓은 접근을 통해서 건강수준을 개선하는 접근법으로 재정의 되어야 한다(WHO, 1993a). 물론 이런 두 가지 견해가 공존할 수 없는 것이 아니지만, 여기서는 보건의료체계 개혁에 초점을 맞추어 분석한다.

3. 보다 일관된 보건부문개혁 방안을 향하여

보건부문개혁의 구성요소에 대한 의견이 다양하다면, 과정에 대한 보다 일관된 접근법을 개발하기 위한 틀을 세울 필요가 있다.

3.1 상황의 이해

최근 미국의 상황을 보면 알 수 있는 것처럼, 보건부문의 변화는 그 필요성이 절실하다고 해서 변화가 일어나는 것은 아니다. 보건문제가 심각하기 때문에 또는 보건의료체계가 제대로 기능하지 못하기 때문에 개혁이 필요하다고 하여도 그 자체만으로는 개혁이 시행될 것이라고 할 수는 없다. 과정을 촉발하는 무엇인가가 있어야 하며 역학적이거나 인구학적 요인보다는 정치·경제적인 변화와 정부의 역할에 대한 사고의 전환이 더 큰 영향을 미칠 것이다. 개혁은 구소련의 붕괴 이후에 발생하고 있는 일종의 맹렬한 정치적 및 경제적 변화에 의해 유발될 수도 있고, 캄보디아와 모잠비크의 경우와 같이 내전으로 한 나라가 생성되면서 유발될 수도 있다. 경제적 문제나 국내적인 갈등으로 체계가 완벽하게 와해되지 않는 나라에서는, 완전히 새로운 행정체계가 만들어져야만 개혁이 이루어질 수 있을 것이다. 예를 들어 잠비아에서는 1980년대 내내 개혁이 절실하게 필요했음에도 불구하고, 1991년 선거로 MMD(Movement for Multiparty Democracy) 정부가 출범한 이후에야 근본적인 변화에 대한 진지한 시도가 이루어졌고 개혁은 아직까지 진행중이다. 이와 비슷하게 남아프리카에서도 인종차별 철폐라는 근본적인 정치적 변화가 일어난 이후에야 개혁이 실현가능하게 되었다.

정치적 또는 경제적인 위기만으로 개혁에 알맞는 환경이 되었다고 할 수는 없다. 급속하게 재건과 부흥을 이루어야 한다는 압력 때문에, 이전에 존재했던 불공평하고 비효율적인 체계와 같은 체계를 다시 만들어낼 수도 있다. 그뿐 아니라 내전으로 생겨난 국가는 효과적인 구조와 체계를 설계하고 시행할 인적 자원이나 제도적 능력이 부족할 수도 있다. 따라서 갈등으로부터 탈출하는 것은 개혁의 기회일 뿐 아니라 개혁의 한계를 의미할 수도 있다(Macrae et al., 1994).

스펙트럼의 다른 쪽 끝에는 개혁의 필요는 크지만 지배체계가 안정되어 있어 변화의 기회가 거의 없는 국가들이 있다. 네팔, 나이지리아, 방글라데시와 같은 나라에서는 공공부문의 근본적인 변화를 정치적으로 지원하지 않고 있으며, 원조기구도 이들 정부가 실용적인 문제가 아닌 체계에 관한 문제를 다루는 것을 지원하지 않기 때문에, 제도적인 개혁이 일어날 전망은 거의 없다. 따라서 이들 국가의 경우, 개혁은 공공서비스가 제공되는 환경에 영향을 미치는 정부 밖의 집단(비정부기구나 연구기관, 사용자 집단, 지역사회조직, 민간부문 제공자)의 힘을 강화시키는 것에 달려 있다.

따라서 개혁의 필요성과 잠재력을 평가하려면 정치적·경제적·제도적 상황을 주의깊게 분석할 필요가 있다. 개혁을 하려면 정치적 지도력이 꼭 필요하지만 정치적 지원은 깨지기 쉽다는 것을 인식하는 것이 중요하다. 상황을 이해하려면 정치적인 의도를 기술하는 것만으로는 부족하고, 개혁을 지원하거나 반대할 것으로 생각되는 정부내와 정부외의 이해집단도 분석하여야 한다. 이런 분석은 선진국에서는 점점 일반화되고 있지만 개발도상국에서는 종종 무시되고 있다(Walt, 1994). 대부분의 원조기구는 (주인이 아닌 외국의 자문관에 의해 개발된 프로그램과 자국 정부에서 준비한 프로그램을 비교하면서) 개혁과정에 대한 지역주민의 주인의식이 중요하다는 점을 강조하고 있지만, 지역의 이해당사자들간의 다양한 견해를 통제하지는 못하고 있다(Denning, 1994).

3.2 **보건의료체계의 이해**

보건의료체계가 작동하는 상황을 보다 세밀하게 이해해야 할 뿐 아니라 보건의료체계 자체에 대해서도 보다 더 명확하게 이해해야 한다. 우리는 보건의료체계의 핵심적인 구성요구를 정의하고 개혁의 목표를 구체화하는 데 도움이 될 수 있는 개념적인 도구가 필요하다 (Frenk, 1994). 국가보건의료체계는 매우 복잡하며 다양하다. 따라서 보건의료체계를 국제적으로 비교할 목적으로 개발된 일반적인 모델 은 비교가 가능하도록 하기 위해서 고도로 추상화하였다(Roemer, 19 91). 뢰머의 연구가 출발점으로 편리하기는 하지만, 뢰머는 보건의 체계를 '보건의료서비스를 국민들에게 제공하는 것으로 완결되는 자 원과 조직, 재정 및 관리의 조합'으로 단순하게 정의하였다(Roemer, 1991). 최근의 모델(Hurst, 1991; Frenk, 1994)은 보건의료체계의 기 본적인 특징으로 체계내의 행위자들간의 관계의 특성에 좀더 초점을 맞추고 있다. 개혁의 초점이 되는 것이 이런 관계라면 이것은 보다 유용한 접근법이 될 수 있다. <표 1-1>은 보건의료체계의 주요 구 성요소를 열거하고 이들의 주요 기능을 설명하고 있다.

다음 단계는 여러 가지 목표와 변화의 형태와 수준 사이의 관계를 정하는 것이다. 프랭크(1994)는 정책의 네 가지 주요 수준을 체계와 프로그램, 조직, 제도라고 규정하였다. 그는 각각의 수준의 변화나 개혁을 여러 가지 정책목표를 달성하고자 하는 욕구와 결합시켰다. 체계적인 수준에서의 변화는 보건의료체계의 주요 행위자간의 제도 적인 연계를 개혁하고 재조정함으로써 형평성의 문제를 다룬다. 프 로그램의 변화는 비용-효과적인 서비스 묶음을 정의함으로써 분배 효율을 다루며, 조직적 변화는 생산성과 질의 개선을 통하여 기술적

<표 1-1> 보건의료체계: 핵심적인 요소

국가	정부기관은 보건의료의 재정, 규제, 구매와 공급의 책임이 있다.
서비스 제공자	공공·민간·비정부기구·전통부문에 있다. 대부분은 병원이나 보건소 또는 일반의 진료와 같은 기관에서 일한다. 서비스에는 임상적 진료와 지원 서비스가 있다.
자원개발기관	보건의료의 인적·물적 자원을 생산한다. 보건의료인력에 대한 기본교육과 직무교육 그리고 보건관련 연구와 개발(대학, 의과대학, 보건대학원 민간 회사의 연구개발부서 재단 등이 있다)에 관련되어 있다.
구매자 집단	보험기금, 지역보건당국 또는 HMO와 같은 조직으로 일부 주민의 보건의료를 필요로 정하고 다양한 계약기전을 이용하여 공급자로부터 임상서비스와 지원서비스를 구매한다.
다른 분야	그들이 생산하는 상품과 서비스(농업, 교육, 주택, 고용, 통신, 식수공급)의 결과로 보건의료의 편익을 간접적으로 생산한다.
국민	개인적으로 또는 가구로서 활동하는 주체는 개인적 또는 집단적인 활동을 통해 보건의료 편익을 생산할 수 있다. 그들은 보건의료의 수혜자이며, 보건의료를 구매할 수 있고, 서비스를 제공하기 위해 고용될 수 있다. 개인은 서비스의 형태, 내용 및 질에 영향을 미칠 목적을 가진 다양한 조직(예를 들어 노동조합, 정당, 사용자 집단, 마을 건강위원회 등)을 만들거나 그에 참여할 수 있다.

출처: Cassels, 1994a.

인 효율을 보장하며, 제도적인 정책은 업무의 개선을 보장하는 데 필요한 정보를 생성한다.

이 모델은 각 수준의 변화가 상호의존적이라는 것을 개념적으로 분명하게 보여줌으로 유용하지만, 체계적인 수준에서의 변화가 언제나 형평성의 증진과 관련되어 있다는 데는 동의하기 어렵다. 정부는 효율이나 다른 정책목표를 증진시키는 수단으로 제도적인 변화에 동등한 관심을 가질 수 있다. 또한 제도적인 개혁은 의도하지 않거나 기대하지 않았던 결과를 가져올 수도 있고 한 가지 목표를 달성하기 위해 다른 목표를 포기해야 할 경우도 있다(Robinson and Le Grand, 1994). 따라서 기획자와 정책작성자가 개혁 전략을 만드는 데 도움이 되는 개념적인 도구가 필요하다. 그리고 이를 이용하여 여러 가지 목표와 때때로 서로 갈등하는 목표 달성을 위한 제도적인 변화와 체계 변화를 예측하고 그후에 정책효과를 추적할 필요가 있다.

3.3 **아이디어원과 경험**

보건부문개혁에 대해 포괄적으로 접근하면 여러 정보원의 지식과 경험을 얻을 수 있다.

- 행정(civil service)과 공공부문 개혁: 여러 저개발국에서는 보건 부문개혁은 행정과 공공부문 조직에서의 변화와 함께 이루어지 거나 또는 변화의 일부분이 될 것이다. 개발도상국의 행정개혁 에 대한 문헌(ODA, 1989; Moore, 1993a)이 증가하고 있지만 행정개혁과 보건의료체계의 개혁 간의 관련성에 관한 경험을 적어놓은 문건은 그리 많지 않다.

- 사회부문 재정의 개발: 1987년 세계은행에서 발간한『보건의료 서비스의 재정: 한 가지 개혁의제』(World Bank, 1987)에서 장 려한 것처럼, 많은 사람들이 보건의료 재정의 변화, 특히 사용자 에게 진료비를 받는 것을 보건부문개혁의 주요 부분으로 받아 들이고 있다. 환자에게 진료비를 청구하는 것이나 지역사회에서 재정을 담당하는 형태 또는 진료교환권(파우처: Voucher sys-tem)과 여러 가지 형태의 보험의 경우 반드시 그 장단점을 평가 할 필요가 있고, 보건의료나 다른 사회 부문에서 이와 같은 주 제의 문헌이 증가하고 있다(WHO, 1993b; 이 주제에 대해서는 Gilson et al., 1995 참조).

- 관리된 시장(managed-market)에 의한 보건의료개혁: 전통적인 관료구조에는 비용-효과적인 서비스나 사용자 위주의 서비스를 제공하도록 할 만한 동기가 없는 경우가 많다. 민간 시장도 보 건의료체계의 여러 가지 목표를 달성할 수 있도록 하는 규제가

없기 때문에 마찬가지이다. 산업화된 국가에서는 정부가 공공과 민간의 보건의료시장을 통제하고 규제하는 역할을 해야 한다는 점에서는 합의가 이루어지고 있다. 저개발국의 경우 선진국과 비슷한 모형을 도입하는 것을 찬성하거나 반대하는 이데올로기적 지원자는 부족하지 않지만, 이를 위해 사전에 무엇이 필요한지 도입의 장점이나 잠재적인 문제점은 무엇인지에 관해 보다 분석적으로 정의하려는 시도는 선진국에 비해 부족하다.

• 역학과 보건경제학의 발전: 『세계개발보고서 1993』(World Bank) 와 그후에 나온 출판물(Murray and Lopez, 1994)을 보면 여러 가지 보건사업의 비용효과와, 전세계적인 또는 지역적인 질병부담에 대해 잘 알 수 있다. 이 방법에 대한 비판의 초점은 세계개발보고서에서 제도적인 분석이 제한적이었다는 점이지만 (Nabarro, 1993; Save the Children Fund, 1993), 이제 개혁 프로그램에서 미화 1달러를 지출할 경우 건강상의 이익을 어느 정도나 얻을 수 있는지에 대해 이전보다 훨씬 더 세밀하게 분석할 수 있다.

3.4 **정보와 제도: 경쟁적인 방법인가, 보완적인 방법인가**

서문에서 언급했던, 내용과 과정(보건부문개혁이 무엇인가와 보건부문개혁을 어떻게 이룰 것인가) 사이의 논쟁 외에도, 앞 문단에서는 내용 영역 안에서 논란이 되는 분야에 초점을 맞추고 있다. 어떤 수준에서는 보건의료개혁이 단순한 경험 영역의 하나로 간주될 위험이 있다. 분명히 이것은 도움이 되지 않는다. 그 대신 문제에 대한 통찰력을 제공하거나 잠재적으로 유용한 전략들을 제시할 수 있을 정도의 다른 지식체계를 끌어낼 필요가 있다. 하지만 오히려 좀더 심층적인 수준에서는 이런 형태의 논의가 지속되고 있다. 개혁이 분배 결정에 기반이 되는 양질의 정보에 의존하는 정도는 얼마인가? 그리고 제도적인 개혁에 의존하는 정도는 얼마인가?

더 나은 정보의 필요성을 강조하는 사람들은 제도적 개혁의 성과가 기대에 어긋나고 있으며, 전체 보건의료부문의 분배적 효율에 관한 객관적인 분석을 가능하게 하는 적정한 데이터베이스가 최근에야 구비되었다는 사실을 지적하고 있다(Murray, 1993). 제도적인 문제를 무시하는 것은 아니지만 제도적인 문제는 현장 상황에서 특정한 보건사업의 이론적인 효용과 실제적인 효과 사이의 차이를 설명하는 정도만큼만 중요하다고 인정하고 있다. 즉 제도적인 문제들은 분배적 효율보다는 기술적 효율의 개선에 보다 더 많은 관심을 갖고 있는 것으로 본다.

제도 개혁에 더 많은 주의를 기울여야 하는 사례는 주로 연구보다는 실제적인 경험에 기반하고 있다. 사실 『세계개발보고서』가 제도적인 문제에 대해서 별로 언급하지 못한 이유는 이 영역에 대한 연구 보고서가 거의 없었기 때문이다(Jamison, 개인적 의견교환). 비용-효과적인 여러 보건사업들이 예상했던 효과를 달성하지 못한 이유는 제공체계가 제대로 기능하지 못했거나 사람들의 행태에 문제가 있었기 때문이라는 것은 의심할 바 없는 사실이다. 그러나 가장 중요한 정치적이고 제도적인 이슈(임금과 운영비 간의 만성적인 불균형, 전문가 조직의 힘, 보건의료서비스 조합과 다른 이해집단, 강력한 정치적 지도력의 부족)는 더 높은 수준에서 작용하기 때문에, 아무리 높은 수준의 정보를 이용할 수 있다 하더라도 보건의료체계 전체가 비용-효과적이고 합리적인 선택을 하기가 어려워진다.

이 논문은 결론에서 여러 가지 제도적인 변화 방법의 결과를 분석하는 연구를 더 수행할 필요가 있다는 점으로 다시 회귀한다. 실제로 두 가지 접근법을 상호보완적인 것으로 생각하여야 한다고 결론짓는 것이 안전하다. 투자 결정에 도움이 될 만한 완전한 경제적·인구학적·역학적 자료가 필요하지만, 이런 정보가 있다고 해도 정부나 다른 중요한 행위자가 행동을 할 것이라고 가정할 수는 없다.

3.5 제도적인 개혁: 핵심적인 원칙

보건부문의 제도개혁이 전체적인 과정에서 중심적인 것이라면 우리는 이제 모든 개혁 프로그램에 공통적인 지침이 되는 몇 가지 중요한 원칙을 정의하는 것이 가능한지 알아보아야 한다.

- **관리와 책임**

  보건의료 전반에 대해 책임을 지고 있는 부서나 기관이 없기 때문에, 여러 보건부서와 보건의료 기관에서 전략적인 결정이나 운영에 관한 결정을 내릴 능력이 제한되는 경우가 많다. 분명한 관리구조가 없다면, 전문가들과 일반 행정가 사이에, 여러 핵심 전문직들간에, 그리고 경쟁 프로그램 관리자 사이에 합의가 이루어져야 한다. 조직구조는 이런 여러 집단에 대한 관리의 필요성에 맞게 형성되기보다는 이들이 지위를 확보하기 위해 로비를 얼마나 했느냐에 따라 달라진다. 자원의 분배과정 역시 이와 비슷하게 관리나 사회적 이익을 따르기보다는 공급자의 지배를 받고 있다. 저개발국에서는 보건부서에 전문적인 관리자의 도입을 거의 지원하고 있지 않다. 그러나 제대로 훈련받은 보건의료 전문가가 관리적 이해와 사회적 이해가 연계되는 조직 구조 안에서 일하며 기술적·재정적·행정적인 책임을 연결하는 관리 역할을 취할 필요가 있다.

  일반적인 관리의 도입과 함께 책임의 문제를 검토할 필요가 있다. 보건의료 관리자는 누구에게 책임을 져야 하며 그들의 업무는 어떻게 평가되고 인정될 것인가? 보건정책 문서를 보면 대중에 대한 책임을 언급하는 경우가 많아지고 있으며, 공공부문 개혁의 목표로 등장하는 경우가 보다 일반적이다. 그러나 추상적인 책임을 기술하는 것도 긍정적인 효과가 있기는 하지만, 실제로 책임은 복잡한 이슈이며 몇 가지 차원이 있고 때때로 갈등이 빚어지기도 한다. 공무원은 상관과 감독기관, 법률체계, 전문직 동료에 책임을 져야 하며, 정치가를 통해 국회에도 책임을 진다. 그리고 지역사회의 주민들, 그들이 현재의 지위에 도달할 수 있도록 도와준 권력층의 후원자, 그리고 어느 정도는 자신들의 생활에 대해서도 책임을 져야 할 것이다. 이런 집단들의 이해관계가 아주 다양하기 때문에 업무 수행 성과를 판단하는 기준도 다양하다. 그뿐 아니라 책임성을 제고하기 위해 업무수행도를 측정하는 체계는 행위를 제재하거나 수정할 수 있는 체계와 연결되어 있어야만 유용하다(Moore, 1993b).

- **우선순위와 목표, 업무수행의 표준을 구체화하고, 결과를 모니터링하며 자원이용 결과를 추적한다**

공공관료 중 많은 사람들은 우선순위도 정하지 않고 보건의료 제공자로부터 어떤 결과가 기대되는가를 분명하게 만들지 않음으로써 살아남는다. 자원의 흐름이 제한적이고 불분명하여 보건의료서비스를 겨우 제공할 것이라고 생각될 때 제공자가 결과에 대한 목표를 세우기는 어려울 것이다. 1인당 정부 지출이 미화 10달러 이하일 때는 정치적으로 무엇을 할 수 있고 할 수 없는지에 대해서 분명히 하기가 어렵다. 오히려 정부에서 감당할 수 없지만 정치적으로 훨씬 바람직한 목표를 세우고 외부의 원조로 더 많은 자원이 곧 올 것이라고 희망하는 것이 더 쉬운 방법이다.

기존 관료의 기능을 개선하려면, 실제적인 목표를 정의하고 인적·재정적 자원의 분배와 이용을 추적하는 체계를 개발하는 능력을 키우는 것이 핵심적인 사항이다. 통합된 위계체계로부터 민간 및 공공 제공자의 네트워크로 옮기는 목표를 갖고 있고, 관료적인 통제보다는 계약을 통한 통제에 더 의존하는 개혁 프로그램의 경우는 효과적인 모니터링 체계가 필수적이다.

• 제도적인 관계를 명확히 한다

보건의료체계가 점점 복잡해짐에 따라 <표 1-1>에서 설명한 체계내의 여러 행위자간 관계의 특성을 분명히 할 필요성이 커진다. 여기서 가장 주요한 관심사는 여러 조직간의 재정적인 관계와 성과를 모니터하는 수단이다. 대부분의 논쟁은 필요도를 정하고 과제를 구체화하며 지출과 성과를 모니터할 책임이 있는 보건의료 구매자의 역할을 보건의료 제공자의 역할로부터 분리하는 데 초점을 맞추고 있다. 대부분의 개발도상국에서는 구매자와 공급자가 조직적으로 분리되어 있지는 않더라도 그 기능은 분리되어 있고 조직과 개인이 두 역할을 수행해야 한다는 사실이 갈등의 원인이 될 수 있다. 이밖에도 연구기관, 의과대학, 비정부기구와 같은 다른 행위자와 국가 간의 재정적인 관계가 보건의료정책목표의 달성을 촉진하는 데 어떻게 이용될 수 있는가를 탐구하는 것도 이와 마찬가지로 중요하다.

4. 개혁의 시행: 문제점과 해결 방안들

이와 같이 설계된 프로그램은 이를 적용하기 위한 규범적 모델을 필요로 하지는 않는다. 오히려 핵심적인 정책문제의 해결 방안을 필요로 한다. <표 1-2>는 여러 방안을 포함하고 있는 작업 영역이 설정된 개혁 프로그램의 주요 요소들을 보여주고 있다.

한 국가에서 다루어야 할 이슈와 선택해야 할 방안은 해당 국가의 환경, 여러 가지 문제의 상대적인 중요성 및 특정 변화의 도입가능

<표 1-2> 보건의료개혁 프로그램의 요소

영역 1 행정업무를 개선한다	직원수를 줄이고 새로운 봉급과 등급체계를 도입하며 업무분장과 사정체계를 개선하며 재정지출과 회계를 개선하고 집행기관을 세운다.
영역 2 분권화	지방정부나 보건부문내의 기관에 보건의료의 관리와 제공의 책임을 분산시킨다. 자치적인 병원이나 자율적인 지역위원회를 만든다.
영역 3 중앙보건부서의 기능을 개선한다	조직적인 구조재편을 통하여 인적·물적 자원의 관리를 개선하고, 정책과 기획기능을 강화하고, 보건의료 제공의 기준을 만들고, 성과를 모니터링하고 국가적인 질병의 우선순위와 비용-효과적인 의료서비스와 공공보건사업을 정하는 체계를 개발한다.
영역 4 보건의료 재정조달방안을 확대한다	사용자 지불, 지역사회 재정조달, 파우처(Voucher system), 사회보험제도, 민간보험 도입.
영역 5 관리된 경쟁을 도입한다	단일 또는 다수의 구매자를 통하여 임상진료나 지원서비스를 제공하는 사람들간의 경쟁을 촉진한다.
영역 6 민간부문과 함께 일한다	비정부기구와 이윤추구조직을 비롯한 민간부문에 있는 제공자를 규제하거나 그들과 계약하거나 그들에게 특권을 주는 체계를 만든다.

성에 따라 달라질 것이다. 전문 기술진들은 여러 가지 방안의 상대적인 장점에 대한 정보를 제공하는 한편, 선택한 방안의 실행 책임도 역시 지고 있다. 그러나 정치적인 이유로 특정 방안이 선택될 가능성이 많다. 보건부에서 일하거나 보건부에 자문을 제공하는 이런 전문가들은 개혁을 시행하였던 나라의 경험을 배울 필요가 있다. 그러나 이런 경험은 잘 서술되어 있지 않은 경우가 많고 출판된 문헌에서는 상대적으로 많이 볼 수 없다.

이 글에서 <표 1-2>에 있는 모든 영역을 포괄할 수는 없고, 그동안 일부 영역은(특히 재정분야와 민간부문이 함께 일하는 영역) 많이 다루어졌다(WHO, 1993b; Bennett and Mills, 1994; Abel-Smith, 1992). 따라서 이 장에서는 일차적으로 제도적인 개혁의 다른 측면에 초점을 맞춘다.

• 행정개혁의 교훈

대부분의 개발도상국에서는 공공재정으로 운영되는 보건의료의 관리를 책임지는 기관은 행정의 한 구성요소였다. 따라서 서비스 전반에 걸쳐 규제와 규범으로 제한을 받는다. 따라서 경직된 규칙이 강요되고 관리체계가 비효율적일 때는 문제가 발생하지만 또 약간의 기회와 안전판도 제공한다.

전반적인 개혁의 면에서, 정부나 원조기관에서 가장 중시하는 것은 전반적인 행정의 규모이다. 제한된 예산내에서 여건을 개선하고 효율을 높이려면 인력 정원을 줄이는 것이 핵심이라고 보고 있다. 사하라 사막 이남 아프리카에서는 개혁이 제한적으로만 이루어졌다. 그 이유는 비용절감의 정치적인 어려움 때문이기도 하지만 다른 한편으로는 자원이 극히 부족하여 노동력의 규모를 줄인다고 해도 남아 있는 사람들이 만족할 만한 수준의 임금을 받을 수 없었기 때문이다. 다른 업무 개선 조치의 비용을 마련하기 위해 비용절감을 추구할 경우에, 공공부문 피고용자의 수를 줄이는 것을 과도하게 강조하면 역효과를 낼 수도 있다는 논쟁이 있어 왔다(ODA, 1989).

행정 개혁 속도가 매우 느리기 때문에 보건부 자체에서 개혁을 추진하는 경우가 많다. 잠비아에서는 보건부가 국무회의의 동의를 얻어, 모든 보건의료서비스 직원들이 행정직을 떠나 새로 설립하는 보건의료서비스위원회연합(Federation of Health Service Boards)의 직원이 되도록 하였다. 따라서 개혁에 대한 두 가지 접근방법이 출현했다. 국무회의에서는 일차적으로 중앙 행정의 성과와 지방정부의 역량 개선에 관심을 가졌고, 보건부는 독립적인 지역이나 병원이사회와 보건의료 제공의 계약을 맺는 반자율적 기구로서 운영되기 시작하였다.

정치적인 기능과 행정적인 기능을 분리하며, 기구의 관리자에게 효율을 높이는 인센티브를 제공하기 위해 집행기관을 설립하는 것은 매력적인 제안이다. 그러나 오늘날까지의 경험을 보면 주의할 점이 있다는 것을 알 수 있다. 예를 들어, 가나 정부에서는 독자인 보건의료서비스 집행기구가 제도적으로 보장되어 있음에도 불구하고, 교육 분야에서 일어났던 일이 되풀이될까 두려워하고 있다. 가나교육서비스는 일차적으로 임금과 노동조건을 개선하려는 제공자의 이해에 따라 만들어진 것이었다. 그 결과, 신규모집과 지출이 감당할 수 없는 수준까지 올라갔다. 행정기관이 제한된 예산 안에서 효율적으로 관리할 능력이 없을 때 그것은 스스로 해결할 수 있는 문제만 만들어낸다. 자율이라는 것은 단순히 전문직이 중앙정부의 통제에서 벗어나는 길이 아니라 소비자의 요구를 보다 잘 반영하며 효율적인 서비스를 만드는 방법이라고 할 수 있다.

인적 자원에 관한 정책 및 기획 영역에 대한 기록을 제대로 갖추고 있는 보건부는 그리 많지 않다. 직원 봉급이 경상비에서 차지하는 비율이 점점 늘어나고 있고, 내부기획은 너무 자주 전문가들에 의존하였고, 인력의 자질에 대한 필요에 근거한 평가에 의존하는 경우가 너무 많다. 정부 공무원의 명단에 연계된 정보체계는 행정개혁 프로그램의 한 부분으로 시행되며, 초기에는 이를 통해 보건부는 직원수와 배치 및 비용에 관한 최신 정보를 얻을 수 있다. 이런 체계를 갖고 있을 경우, 중앙정부기관은 지불을 주저하는 부서에 대한 인적 자원 예산 상한제를 부과할 수 있고, 그것을 모니터하는 기전을 만들 수단을 갖게 된다는 장점이 있다. 그러나 이처럼 중앙의 통제에 의존할 경우, 행정규제를 한다고 해서 보건의료서비스 관리자가 인력 비용을 줄이려고 하는 경우는 거의 없다는 것이 단점이다. 왜냐하면 절약된 인력 비용을 재무부에서 가져가므로 절약분을 보건의료와 관련된 다른 지출에 사용할 수 없기 때문이다.

- **보건부의 재조직화**

중앙정부의 보건부에서는 점차적으로 서비스 제공과 관리에 대한 관여를 줄이고 중앙부서의 활동을 정책결정, 모니터링, 조정과 규제에 한정시키려고 노력하고 있으며, 적어도 여러 나라에서 진행중인 재조직화 과정은 이를 목표로 삼고 있다. 그러나 실제로 원조기관에서 조건부로 재조직화를 요구한 경우 여러가지 어려움에 부딛히게 된다. 그리고 좋은 의도에도 불구하고 재조직 이후에도 보건부 기능이 과거와 같은 방식으로 기능한다는 것을 발견하게 될 때가 많다.

전략적인 수준이나 정책 수준에서 일했던 경험을 가진 직원은 많지 않다. 대부분의 직원들은 프로그램 관리자의 기능을 하고 있다. 따라서 관리책임이 없어진다면 전문가들은 자문 역할에 적응하여야 할 것이다. 그러나 이 역할은 항상 환영받지는 않으며, 예산 외의 자원에 대한 통제력을 잃어버린다는 것을 의미할 때는 더욱더 그렇다. 이보다 잘 알려져 있지는 않지만 문제가 되는 것은 의사, 간호사, 약사 등의 전문직이 행사하는 힘에 관한 것이다. 최근의 경험으로 비추어 볼 때, 수직적 보건사업의 경우 그 문제점이 잘 정리되어 있는 반면 이러한 수직적 조직 유형에서 발생하는 문제는 훨씬 더 해결하기가 어려울 수 있다 (Rifkin and Walt, 1988). 이런 현상은 영어를 사용하는 대부분의 아프리카 국가들에서는 관습적으로 나타나고 있다. 예를 들어 보건부문 전체를 통해 수석 간호사가 간호사들을 통제하며, 간호 문제에 관한 기술적 자문의 기능을 할 뿐 아니라 실제로 간호인력의 관리자 기능을 한다. 약사나 환경보건관리자와 같은 다른 전문집단의 경우에도 상황은 비슷하다. 이런 상황을 바꾸어 모든 보건의료 인력을 관리하는 보다 포괄적인 인력정책과 관리부서를 세우려고 할 경우, 강력한 저항에 부딪칠 수 있다. 이런 활동이 간호사나 다른 전문직에 대한 공격이라는 인식을 피하기 위하여 의사가 아닌 보건의료 전문직도 상위 관리직에 관한 훈련을 받고 관리직이 될 수 있는 자격이 있다는 것을 보장할 필요가 있다. 현재, 힘 있는 전문직 조합이나 전문가 협회에 의한 산업 활동의 위협이 제도 개혁의 주요한 방해물의 하나로 인식될 필요가 있다.

재정관리체계를 새로 조정된 구조에 맞게 개혁하지 못할 경우, 이것이 재조직화를 제한하는 또 한 가지의 문제이다(Cassels et al., 출판중). 구조직에서 책임 있는 핵심지위에 있는 사람에 의해 재정관리가 이루어지는 한, 새로운 구조가 효과적으로 작동할 수 없을 것이다. 이것이 명백함에도 불구하고 이를 간과하는 경우가 많다. 따라서 예산관리책임이 부서로 이양되는 것을 보장받기 위해 때에 따라서는 재무부와 협상을 해야 할 경우도 있다.

· **분권화**

분권화 정책은 이 논문의 범위를 넘는 것으로 다른 곳에서 더 자세히 다루고 있다(예를 들어 모게달 등이 1995년에 ≪국제개발≫ 지에 이 문제를 발표하였다). 그러나 여기서는 전국적인 관점에서 한두 가지 일반적인 점을 거론하는 것이 좋을 것이다. 여러 가지 분권화 방법을 분석하기 위해 정교한 틀을 개발(Conyers et al., 1993)하였음에도 불구하고, 분권화는 종종 지방정부 기관에 책임을 이양하는 것과 동일시된다. 심지어 지방분권화가 시작되어 진행되고 있는 나이지리아와 같은 국가(Ransome-Kiti et al., 개정중)에서는 여러 가지 어려움이 나타나고 있다. 적어도 이론적으로는 지방정부에서 보건의료서비스를 관리할 경우, 대중들에게 보다 책임 있는 서비스를 제공할 수 있는 장점이 있다. 그러나 지방정부당국은 관리 역량이 매우 낮고, 중앙에 전부는 아니더라도 거의 모든 자원을 의존하고 있는 국가가 많은 것이 현실이다. 자금이 많지 않을 경우 지방의 정치가들이 오히려 중앙의 정치가보다도 예방 서비스보다 의료기관에서 제공하는 치료에 더 중점을 두는 것처럼 보인다. (탄자니아와 나이지리아에서와 같은) 극단적인 상황에서는 보건예산을 지방행정 자체의 비용을 조달하는 데 전적으로 유용하는 경우도 있다. 정치적인 타협과 정확한 법적 틀이 없을 경우 책임의 배분이 불분명해질 수 있고 보건부와 지방정부를 책임지는 부서 간에 갈등이 일어날 수 있다(Cassels and Janovsky, 1992).

지방분권 프로그램은 수많은 정치적·경제적 및 관리 목표를 달성해야 하는데 이 목표들이 항상 양립할 수 있는 것은 아니다.

보완적인 목표들이라고 기술되어 있음에도 불구하고, 실제로 대부분의 국가에서 공공비용을 상당히 감소시키면서 서비스 제공의 질을 개선할 수 있는 분권화체계를 설계하기는 사실상 불가능하다. 이외에도 정치적인 이유로 광역자치단체의 권한은 줄이고 좀더 작은 지역의 수를 늘이는 식의 지방분권화가 일어날 경우 다른 갈등이 일어날 것이다. 이와 대조적으로 관리상의 목적에서 보면 규모가 큰 기초자치단체나 이들을 지원하는 상대적으로 강력한 광역자치단체가 더 나을 것이다. 지방분권 구조와 체계를 설계하는 방식에 따라 표출될 수 있는 이런 잠재적인 갈등이 분권화의 효과를 현저히 떨어뜨리고 있다.

효율과 공공책임을 증진하는 전략의 하나로 분권화를 시행하려고 하는 노력이 증가함에 따라 형평성의 문제와 관련된 중앙의 역할을 간과하지 않는 것이 중요하다. 잠비아에서는 지역과 병원이사회가 진료비와 직원의 임금 및 근무조건을 해당지역의 상황에 맞게 설정할 수 있다고 예상하고 개혁 프로그램의 초안을 만들었다(Republic of Zambia, 1992). 그러나 실제로 이는 상대적으로 부유한 주민이 살고 있는 지역과 소득을 올릴 수 있는 대부분의 3차 병원만이 핵심 직원을 고용할 수 있다는 것을 의미하며, 따라서 형평성을 높이기 위해 시행된 개혁이 오히려 불공평을 더욱 악화시키게 되었다. 분권화된 체계에서는 중앙에서 모든 지역에 자원을 공평하게 분배할 수 있는 방안을 만들 필요가 있고, 효과적인 보건의료 노동시장 관리기전을 보장할 필요가 있다.

중앙에서 인적·재정 자원의 분배 권한을 일부 보유하는 것이 필수적이라고 하더라도, 행정적인 규칙과 규제에 지속적으로 의존하면서 이를 달성한다면 문제가 발생할 것이다. 예를 들어 가나에서는 지역보건관리팀이 직원수를 줄임으로써 효율을 높이고

자 하는 인센티브를 가질 수 없다. 왜냐하면 직원수를 줄인다고
해도 절약분은 재무부에 돌려줘야 하며 임금 이외의 비용으로
사용할 수 없기 때문이다(Cassels et al., 준비중). 따라서 지방분
권의 문제는 전반적인 행정개혁과 분리되어 보건부에서만 시행
될 수는 없다.

• 독립적인 병원이사회

1980년대 중반, 아프리카의 일부 국가(영어 사용국)에서는 대규
모 교육병원을 운영하기 위해 독립적인 병원이사회(independent
hospital boards)를 설치하였다(그 예로는 우간다의 뮤라고 병원
과 탄자니아의 뮤험빌리 병원, 가나의 반줄과 코를레뷰와 콘포
아노케 등이 있다). 이 이사회는 두 가지 목표를 갖고 있었다.
첫째는 병원관리자를 고정된 총액예산제 안에서 운영하게 함으
로써 병원의 관리수준을 높이는 것이고, 둘째는 3차 진료에 사
용되는 공공재정의 비율을 제한하려는 것이었다.

오늘날까지 이와 같이 상대적으로 일반적인 전략의 성공을 체
계적으로 검토한 적이 없었다. 그러나 초기 연구(Weinberg et
al., 출판중)에서는 여러 가지 문제를 지적하고 있다. 실제로 관
리자는 병원자원을 통제하는 권한이 제한되어 있고 이사회 설
립을 규정한 법적인 틀의 의도에도 불구하고 행정규제에 의해
묶여있는 경우가 많았다. 그들은 또한 서비스의 비용에 대한 정
보와 관리결정의 기반이 되는 치료결과에 대한 정보를 갖고 있
지 못했다. 이사회 자체는 넓은 범위의 정치적 이해와 전문직의
이해를 대변하는 경향이 있었고, 그 결과 병원장(Chief Execu-
tives)을 뒷받침해주지 못했으며, 종종 그들 스스로 경험이 없는
관리자였다. 따라서 독립적인 병원이사회를 설치하는 것이 3차
진료의 지출 통제의 보장책이 되지 못했다. 이사회의 이사들은

저마다 강력한 정치적인 관계를 갖고 있어 보건부와 재무부를 직접 상대하기도 하며, 자금증액을 위한 로비를 벌이기도 하였다.

국제적으로 1차 보건의료에 대한 관심이 높아진 결과, 대부분의 저개발국에서 병원관리는 상대적으로 관심이 낮은 분야이다. 원조기관은 수혜국 정부에서 병원에 더 이상의 자본 투자를 하지 않도록 하여왔다. 그리고 대부분의 관리지원과 관리훈련과정은 1차 서비스에 초점을 맞추고 있으며, 대규모 병원의 효율을 증가시키는 문제에는 별 주의를 기울이지 않고 있다. 독립적인 병원이사회를 설치한 후 오늘날까지 나타난 문제로 인해 유용성이 있는 전략을 포기할 필요는 없다는 데 초점을 맞추었지만, 실제로 어느 정도나 개선할 수 있는지 판단하기 위해 이 영역에 대한 보다 신중한 분석작업이 필요하다.

• 관리된 경쟁

현재 산업화된 국가에서 시행되고 있는 개혁 프로그램에서는 의료제공자간의 경쟁이나 이보다 드문 경우이기는 하지만 의료자금제공자간의 경쟁 촉진이 중요한 요소이다. 목표는 국가가 관리하는 시장기전을 이용하여 서비스의 기술적 효율을 올리고 사용자의 요구에 보다 민감하게 반응하도록 하는 것이다. 경쟁이 관리자 주도하에 일어날 수 있다. 예를 들어 영국에서는 공공기관이 자신들이 책임지고 있는 주민들을 위해 구매자 역할을 한다. 반대로 경쟁이 환자에 의해서도 유발될 수 있다. 예를 들어 스웨덴처럼 '돈이 환자를 따라가는(money follows patients)' 형태로 체계가 만들어진 곳에서는 환자가 경쟁의 중심이 될 수도 있다(Saltman and von Otter, 1992).

오늘날까지 실제적인 경험이 많지 않았기 때문에 이런 전략이 저개발국에서 어느 정도나 적용가능한지에 대해서는 확실한 결론을 내릴 수 없다. 이론적인 관점에서 보면, 경쟁이 도시지역의 과도한 서비스 역량의 존재에 기반하고 있지만 도시 외부에는 서비스 역량이 거의 없다면 경쟁의 잠재력은 제한될 것이다. 그뿐 아니라 개발도상국 중에서 쌍무계약 또는 경쟁자가 없는 계약관계에 적절하게 대응할 수 있는 정보체계를 갖고 있는 나라는 거의 없다. 경쟁을 도입하려면, 그리고 만약 경쟁이 비용만이 아닌 여러 기준을 갖고 이루어지려면, 구매기관이 정교한 분석체계를 가지고 여러 제공자의 업무수행정도를 비교할 수 있어야 한다. 현재 경쟁—예를 들어 소모품과 공공사업의 경쟁입찰 등—의 많은 부분은 잘 관리되지 못하고 있으며, 부패의 온상이 되기도 한다는 것 또한 사실이다.

그러나 '관리된 경쟁(managed competition)'이라는 생각을 완전히 버리기 전에 개혁이 필요한 문제 중에는 순수한 관료적인 해결책으로는 해결이 어려운 문제가 있다는 사실을 직시하는 것이 중요하다. 대부분의 경우 훈련감독자와 관리자가 사용자에게 편리한 서비스를 만들려고 노력하지는 않는다. 전통적인 보건기획으로는 공공자원을 3차 진료에서 1차 진료로 이전시키지 못하였다. 규제만으로는 이윤추구적인 민간부문의 행동에 별다른 영향을 미치지 못한다. 적어도 보다 창조적인 제도적인 해결책—경쟁이 아니라고 하더라도 위계질서로부터 계약으로는 이전하는 것—이 고려되어야 할 것이다.

관료적인 통제보다는 계약의 인센티브를 통하여 업무를 개선하고자 할 경우, 그 방법을 신중하게 설계하여 모니터하여야 할 필요가 있다. 이를 통해 유용하게 검토할 수 있는 영역은 다음과 같다. 정부 자금을 받는 비정부기구와 사회사업단에 기대하는 진료 표준과 서비스 결과를 구체화하는 것, 그리고 제공 기관의 수입 비율이 이용수준에 따라 달라지도록 만드는 것, 의뢰 병원 예산의 일정 비율을 광역자치단체와 도시지역에 분배해 그들이 3차 수준의 서비스를 자신들의 필요에 따라 구매할 수 있도록 하는 것 등이다.

5. 원조기구의 역할

최근의 분석에 따르면 저개발국가의 전체 의료부문 지출에서 외부지원이 차지하는 비율은 2.8%인 것으로 추산되었다(Michaud and Murray, 1994). 그러나 이런 전반적인 수치는 지역이나 국가에 따라 큰 차이를 보인다. 남아프리카를 제외한 아프리카 국가의 경우, 전체 보건의료지출에서 원조가 차지하는 비율은 중국의 0.6%나 인도의 1.6%에 비해 훨씬 더 큰 약 20% 정도일 것이다(공공부문 보건의료 지출은 더 큰 비율을 차지할 것이다).

외부지원이 대부분의 개발도상국에서 중요한 재원은 아니라 할지라도 정책과 사업에 영향력을 행사하고 있으며, 따라서 보건부문 개혁을 분석하는 데 중요한 요소이다. 현재 원조기관에 대한 비판은 대부분 특정 기관에서 특정 전략을 촉진하기 위해 관심을 갖는 부분(특히 사용자 요금, 지역사회 재원조달과 민간진료에 대한 의존)에만 맞춰지고 있을 뿐, 해당 국가에 맞는 입장을 취하거나 수혜국 정부에서 여러 가지 개혁 방안을 분석하는 데 도움이 되는 형식으로 이루어지지는 않고 있다. 이것은 지속적으로 문제가 될 것임은 의심의 여지가 없다. 왜냐하면 이 문제는 이데올로기적 확신과 국가의 경험, 그리고 공공과 원조기관의 지원을 얻기 위해 명분을 세우려는 몇몇 기관들의 필요성이 복합적으로 작용하여 나타나기 때문이다.

여러 보건부문 원조기구들이 일반적으로 비연속적인 프로젝트에서 보다 넓은 기반을 가진 부문적 지원으로 정책을 바꾸고 있지만, 이런 정책변화에 따라 해당 원조기관의 형태나 범위도 변화가 일어날 것인지는 중요한 문제이다.

최근 실태를 검토해본 결과 원조형태와 개발목표 사이의 적합성이 어느 정도인지 보다 면밀히 검토할 필요가 있다는 지적이 나왔다

(Cassels, 1994b). 주로 아프리카에서 US AID와 유럽공동체와 같은 원조기관에서 제공하는 프로그램 지원의 경우 예산지원의 이용이 늘어나고 있으며, 이런 점에서 볼 때 면밀한 검토가 특히 중요하다. 보건부문의 예산지원에 대한 경험을 서술한 문서는 원조기관 내부 문서이든 출판된 것이든 별로 없다.

최근의 니제르와 나이지리아에 대한 USAID의 비사업 원조(Non-Project Assistance)에 관한 사례연구(Foltz, 1994)에서는 특정 측면의 정책만을 개혁하는 것과 반대되는 것으로써 제도적인 개혁을 촉진하는 수단으로서 단기지급(fast-disbursing) 원조를 사용하기가 어렵다는 점을 지적하고 있다. 이 연구에서는 조건부여를 제대로 설계하지 못했을 때 빠지기 쉬운 함정과 관리기술 지원이 제대로 되지 못할 때 생기는 잠재적인 장애를 부각시키고 있다.

보건부문개혁을 지원하는 원조기구의 역할을 검토할 때는 주로 재정적인 책임에 관해 논쟁이 일어난다. 이상적으로 보면, 책임요건은 원조기구의 정책목표에 따라야 하며 그 목표에 거슬러서는 안된다. 만약 제도적인 개혁을 촉진시키기 위해 원조가 제공된다면, 이론적으로는 이런 개혁이 실제로 시행되는지 여부에 관해서만 책임을 져야 한다. 그러나 자국의 의회나 회원국 또는 이사회에서 원조기구에 돈이 실제로 어떻게 쓰였나를 밝히도록 요구받고 있다는 데 문제가 있다.

피원조국의 회계체계가 엉성할 경우에 원조기구는 자신들이 통제권을 갖고 있는 프로젝트 원조—이로 인해 정부 지출의 우선순위가 쉽게 왜곡될 수 있다—를 선호하거나 비슷비슷한 회계체계와 관리체계를 과다하게 설치—원조 프로그램이 지원하려고 하는 제도의 토대를 손상시킬 수 있다—하는 것을 선호하게 된다. 따라서 정부와 원조기관이 모두 정부예산체계와 회계 및 감독체계의 개혁에 높은 우선순위를 둘 필요가 있다.

   책임의 초점이 결과 측정 쪽으로 옮겨가기는 하지만(이런 경우가 점차 많아지고 있다), 제도적인 변화를 모니터링하는 경험은 범주별 질환관리 프로그램에서 건강상의 결과를 살펴볼 때와 비교하여 그리 많지 않다.

6. 결론

저개발국 보건부문개혁에 관한 확실한 청사진은 없다. 산업화된 국가에서 개발된 개혁 모형을 무비판적으로 의지할 수는 없다. 따라서 개혁 기획 책임자들은 보건 부문 안팎의 여러 정보원으로부터 다양한 의견을 듣고 선진국과 다른 저개발국으로부터 경험과 생각을 들어본 후, 해결하고자 하는 문제에 관한 전략과 신중하게 조화시켜 볼 필요가 있다.

이 논문은 제도개혁의 중요성을 강조하였다. 그러나 제도 개혁은 목적을 위한 수단이며, 제도개혁이 성취하고자 하는 정책목표는 효율성, 형평성, 요구에 민감한 서비스와 궁극적으로는 더 나은 건강이라는 점을 명심하여야 한다. 이를 위해서 더 좋은 체계와 정책시행을 모니터링하는 방법이 필요하다.

정책의 개발과 보건부문에서의 제도 분석은 역학적, 인구학적 및 경제학적 연구보다 훨씬 뒤에 이루어진다. 그 결과 국제 문헌이나 일부 국제조직은 개혁이 시행되는 정책적·제도적 상황을 그리 중요하게 생각하지 않는 경우가 있다. 연구 결과에만 근거해서 개혁이 일어나지는 않을 것이지만, 기획자가 여러 가지 정책과 제도변화 방안의 효과를 분석할 방법을 개발할 필요가 있다.

보건부문 개혁은 정치적인 과정이다. 모든 사람의 이해를 만족시켜 줄 수 없고 기술적인 분석만으로는 전개될 수 없다. 강력한 정치적 지도력이 있고 이들이 공정한 기술적 조언을 받을 수 있어야만 급진적인 개혁이 가능할 것이다. 선진국과 저개발국의 경험을 보면, 의료제공자의 힘이 강할 경우 이들은 공동체의 이익보다는 사적 이해에 더 관심을 기울이는 신문이나 방송을 이용하여 보건의료체계를 사회적인 필요에 맞게 변화시키는 데 중요한 장애물이 되기도 한다.

공공부문 관료의 기능을 개선하기 위해 해야 할 일이 많다. 이 분석은 특히 정부 예산, 지출, 회계 및 감사체계의 중요성과 상대적인 태만에 초점을 맞추었다. 그러나 보건부문 개혁은 연속적인 과정이 아니다. 보건부문과 보건부문을 주관하는 행정체계 기능의 개선은 민간 제공자의 역할 확대와 제공 기관의 자율성 증진과 같은 제도적인 개혁의 다른 측면과 병행하여 일어나거나 때때로 다른 측면에 반응하면서 일어날 것이다. 이런 분석을 통해서 볼 때, 저개발국의 경우 보건의료체계의 개혁이 원조기관의 지원이나 국가적인 활동을 통해서만 이루어질 수 없으며, 개혁의 지름길이 없다는 것을 알 수 있다. 보건부의 개혁가는 정치적인 지원자와 대중들의 의욕적인 기대에 어긋나지 않으면서, 할 수 있는 것과 실제 하는 것의 균형을 찾아 신중하게 일을 시행해야 할 것이다.

제2부
보건의료에서 비용회수의 교훈

보건의료에서 비용회수의 교훈
(Lessons from Cost-Recovery in Health)

앤드루 크리스
조세프 쿠친

이 논문은 원래 영국 서섹스의 개발연구원(Institute for Development Studies)에서 1994년 2월 28일~3월 2일까지 개발도상국에서의 사회부문재정에 관한 워크숍을 위해 준비된 것이다. 이 논문에 기초하여 1994년 4월 제네바에서 열린 보건의료개혁포럼의 제2차 회의에서 재정문제에 관한 발표가 이루어졌다. 세계보건기구는 보건의료개혁 포럼의 토론보고서로 이 논문을 발간하는 것을 허락해 주신 IDS 워크숍 조직위원회에 감사드린다.

1. 서론

지난 10년 동안 여러 개발도상국에서 정부가 담당하던 보건의료 서비스의 재정 조달의 역할이 점차 환자의 지불로 옮겨갔다. 실제로 이런 흐름이 나타날 만한 심각한 이유가 있었다. 1인당 공공지출은 실질적으로 줄어들었으며, 공공지출의 감소추세는 1970년대 말부터 여러 나라에서 진행되어 왔다. 이에 따라 공적 지원을 받는 보건의료서비스의 질과 양은 감소해왔다. 이용수준, 특히 농촌지역 의료기관의 이용수준이 떨어졌다. 취약 지역에 대한 방문 서비스는 더 이상 이루어지지 않으며, 약을 이용할 수 없는 경우도 많고, 직원의 감독은 커녕 심지어 장기간 봉급도 주지 못하는 경우도 많다. 농촌지역 주민들은 큰 도시의 병원으로 가야 하기 때문에 교통비와 시간이 많이 들고, 민간제공자에게 치료와 투약을 받을 경우 진료비를 내야 하므로 보건의료에 더 높은 비용이 든다. 일반적으로 '무료' 진료는 질이 낮은 진료라고 인식되고 있다.

한편, 정부는 보조금을 줄이고 수입을 늘임으로써 재정적자를 줄이라는 압력을 받고 있다. 대부분 국가의 정부에서는 이런 거시경제적 조건에 맞추기 위하여 보건부문에서 서비스 요금을 올리는 방법을 선호하고 있다. 즉 이것이 보건부문내에서 자원을 재배분하는 것보다 더 쉬운 방법으로 여기고 있다. 자원을 재배분하게 되면 보건의료 제공자들(특히 의사)과 정치가들 사이에 이해의 충돌이 일어나게 된다. 그러나 비용회수[1]활동에 대한 대중들의 저항이 예상했던 것 이상으로 강력한 경우도 많다.

여러 나라(예를 들어 가나, 자마이카, 짐바브웨)에서 정부에서 정

---

1) 저자는 저개발국에서 진료비를 사용자가 부담하게 하는 방식에 대해 비용회수
(Cost-recovery)라는 용어를 사용하고 있다(-역자 주).

한 서비스 요금이 있기는 하지만, 통화팽창으로 인해 그 요금이 현실성을 잃어버렸기 때문에 더 이상 책정해 놓은 요금을 받으려고 강요하고 있지 않다. 예를 들어 케냐, 말라위, 잠비아에서는 수가를 도입하려면 법을 바꾸어야 하지만, 잠정적으로 기존의 직원들이 수입을 모으고 관리기능을 수행할 것으로 생각된다. 이외에도 공식적인 비용회수정책이 만들어지기 전에 정부의 보건요원이 개인적으로 비공식적인 요금체계를 운영해 온 경우도 있다.

따라서 상황은 비용회수정책이 확장되는 쪽으로 움직이고 있다. 공공서비스의 질이 낮고, 보건의료제공자도 이를 받아들이며, 민간 서비스 제공자와 경쟁을 벌여야 하며, 비용을 더 내더라도 질 높은 진료를 받으려고 하는 사용자가 많아지기 때문에 정부에서 과거보다는 훨씬 더 공식적인 요금체계를 시행하기가 쉬워졌다. 외부적인 압력과 조건도 정부의 의지에 도움이 되는 방향으로 작용한다.

이에 따라 극적인 정책변화가 이루어지고 있다. 이제 여러 정부에서 보건의료에서의 비용회수를 재정정책의 도구로 받아들이고 있다. 1993년까지 사하라 사막 이남 아프리카의 거의 모든 나라에서 형태는 약간씩 다르지만 비용회수전략이 시행되거나 도입되려고 하고 있다.

그러나 아직 원칙과 현실의 문제가 남아있다. 대부분의 선진국에서는 현재 시행되고 있는 개혁운동에서 사용자에게 진료비를 받는 변화가 중요한 위치를 차지하지 않는다. 대부분의 OECD 국가에서는, 보건부문에서의 성과를 향상시키기 위해서 고객의 행위보다는 제공자의 행위를 변경시키려고 하고 있다. 캐나다의 경우 사용자에게 진료비를 받는 원칙에 대하여 격렬한 논쟁이 진행중이며, 이는 재정적으로 소득역진적이고 배분적 효과에 있어서 비효율적인 체계라는 주장이 있다. 이런 상황에서 사용자에게 진료비를 받도록 장려하는 것은 빈민에 대한 부유층의 음모를 반영하는 것이라는 주장도 있다(Evans, 1994).

따라서 개발도상국에서는 이와 같은 정책변화의 분위기를 알고, 이와 같은 최근의 변화가 어떤 효과를 가져왔는지 검토하는 것이 중요하다. 이 논문은 잠재적인 편익이라고 주장되는 수입증대, 접근성과 형평성 개선 및 효율 증대라는 세 가지 영역에 관한 최근의 경험을 검토한다. 이 논문은 다른 지역으로부터의 몇 가지 경험을 포함하기는 하겠지만 일차적으로 사하라 사막 이남 아프리카 국가에 초점을 맞춘다.

일반적인 교훈은 이미 분명하게 나타났다. 초기에는 보건부문의 비용회수가 정부 지출의 15~20% 정도를 차지하면서 세금에 기반한 재정조달의 주요 보조수단이 될 것이라고 기대했지만 이는 달성되지 않았다. 요금은 상대적으로 낮고 진료비 지불을 공식적 또는 비공식적으로 면제받는 사람이 많은 것에서 볼 수 있는 것처럼, 낮은 지불능력과 비효율이나 횡령을 통한 자금 '누출' 등이 조합되어 아프리카에서 보건의료의 국가적인 비용회수 수준은 평균 5%나 그 이하에 불과하다. 대규모 보건의료 비용회수 계획의 경우 형평성의 개선이 달성된 경우는 전혀 없었다. 사실 여러 나라의 정부 보건의료기관의 경우, 진료율이 큰 폭으로 떨어지거나 또는 지속적으로 떨어지고 있다고 평가되어 있다. 보건의료를 받을 필요성이 높은 특정 집단, 즉 전염성 질환이나 예방접종으로 예방가능한 질환에 걸려있는 빈민들이 진료비의 도입이나 상승으로 인해 진료의 접근성이 낮아져, 이들의 필요가 충족되지 못한다는 증거가 있다. 여러 국가의 경험을 보면 진료비를 거두어서 얻는 추가 수입을 가지고 가장 아프고 가난한 사람들의 진료에 대한 접근성을 향상시키려면 이를 지원하는 조건이 필요하다는 것을 알 수 있다. 그러나 이런 조건을 만들어 내려면 비용이 많이 들 수도 있다. 즉 보건의료와 농촌의 제방쌓기 등 다른 부문에서 하부구조에 대한 투자를 확대할 필요가 생길 수 있다. 소규모 프로젝트의 경우 진료비를 도입하면 효율이 높아진다는 증거가 있다. 비용회수에서 얻은 수입을 사용하여 서비스의 질을 향상시킬 수 있는 곳에서는 이런 지출의 한계생산성이 상당히 높은 것으로 나타났다. 그러나 비용회수로 인한 소득을 빈민의 접근성을 향상시키기 위해 사용하기보다는 일반적인 질 향상에 투자하는 경향이 있다. 소규모 사업의 경우 멀리 있는 의료기관에 갈 만한 시간과 돈이 없는 사람들이 주로 이런 과정을 통해 향상된 질의 편익을 얻을 수 있다고 가정하고 있다(Litvack and Bodart, 1993). 그러나 여러 연구에서 비용회수와 관련된 비효율과 불공평 역시 나타나고 있다.

이처럼 현재까지의 기록이 아주 불만족스러움에도 불구하고, 가난한 국가의 경우 이제 보건의료에서의 비용회수는 보건정책 도구의 하나로 인정되고 있다. 가격의 설정과 면제자, 그리고 수입의 보유와 관리능력과 관련하여 효율과 형평성을 높이는 데 필요한 바람직한 지원조건이 점차 분명해지고 있다. 이런 '시행조건'을 통한 경험으로부터 특수한 교훈들을 얻을 수 있다. 그러나 보다 일반적인 교훈도 있다. 즉, 비용회수 전략을 성공적으로 시행하기란 정치적으로도 논쟁거리이며 기술적으로도 어렵다는 것이 드러났다. 건강에 미치는 효과는 더더욱 분명치 않다. 비용회수 활동은 고립된 정책변화가 아니라 보다 폭넓은 개혁의 한 부분이 되어야 하며, 개혁에서는 돈을 보다 더 가치있게 쓰는 것을 강조한다. 변화의 목적과 특징을 설명하고 면제집단을 규명하여 신중하게 공표할 필요가 있고, 서비스의 질이 현저하게 향상될 필요가 있다. 10여 년 후에는 비용회수가 최근과 같이 보건정책을 추진하는 힘의 중심에 있지는 않을 것이다. 비용회수는 주로 얼마 되지는 않지만 중요한 효율의 향상과 관련되어 있으며, 전반적인 조직적 변화와 정책수단과 함께 일어나는 것처럼 보인다.

2. 보건의료에서 왜 비용회수인가?

국가예산당국(예를 들어 재무부)의 입장에서 보면 보건의료에서 비용회수의 일반적인 원리는 다른 부문과 마찬가지로 거시경제적 균형의 원리이다. 만성적으로 증가하는 무역적자와 국내 재정적자라는 상황에서, 공적으로 재원을 조달하는 상품과 서비스에 대한 비용회수는 적자를 관리하는 한 가지 방법이다. 물론 수입(예를 들어 세금의 효율을 증가시키는 것)과 지출(예를 들어 공공 고용수준을 낮춘다) 양측면에서 재정균형을 달성하는 다른 방법도 있다. 공적으로 재원을 조달하는 상품과 서비스에 대한 보조금 지급의 기본 원리를 변화시키지 않고도 변경이 가능할 것이다. 보건의료에서의 비용회수 활동은 공공지출에 대한 통제를 강조하는 구조적인 조정 패키지의 시행, 공공기업에서의 생산성의 증가, 공적으로 재정을 조달하는 상품과 서비스에 대한 보조금의 감축과 이에 동반하는 재정적·금전적인 정책변화로부터 직접 기인하는 여러 가지 상황(예를 들어 가나와 모잠비크)이 있다. 이 경우에 보건부문은 이론적으로 시장의 실패가 적용됨에도 불구하고 다른 부문과 같이 취급되어 왔다(Arrow, 1963; Barnum and Kutzi, 1993; De Ferranti, 1985; Griffin, 1989; Jimenez, 1987; World Bank, 1993).

또한 보건의료에서의 비용회수에 대한 찬반 논의는 다양하게 진행되어 왔다. 사용자에게 진료비를 부과하여 완벽하게 비용을 회수하는 데 대한 반대 논리의 근거는 효율과 형평성이다. 효율의 논의는 시장의 실패(보건의료는 다른 상품과 다르다)와 관련이 있고, 형평성에 관한 주장은 필요와 수요 간의 차이에 관한 것이다. 즉 보건의료를 통해 얻을 수 있는 편익이 주민들의 구매력에 따라 상당히 달라질 것이며, 규제가 없는 시장기전을 통해 해결할 경우 효율도 낮을 뿐 아니라 평등이 보장되지도 못한다는 것이다. 캐나다 온타리오에서는 사용자에게 진료비를 받는 것은 '아플 정도로 불행한 사람들'에 대한 세금이라고 기술되어 있다. 아마도 이 말은 사용자 요금의 정책함의를 가장 간결하게 설명한 것으로 보인다(Barer, Evans and Stoddart, 1979). 따라서 행정적으로 결정되었든 시장 구조에 의해 결정되었든 상관없이 요금 수준이 높으면, 진료를 받을 필요성이 가장 큰 사람이 치료를 포기하게 된다. 자원의 제약이 심각한 나라의 정책결정자들은 무료이거나 낮은 가격으로는 수입이 충분하지 못해 수요를 충족할 정도의 서비스를 공급하기 어려운 경우가 많다는 문제에 부딪치고 있다. 그 결과 질과 효율이 타협하게 되어 가난한 사람들은 여전히 서비스를 받지 못하게 된다.

가난한 나라에서 사용자 요금을 시급히 도입해야 할 이유로 들 수 있는 것은 실제 지출이 감소함에 따라 가장 부족했던 경상비(보건의료를 제공하는 데 필요한)를 긴급하게 확대할 수 있다는 점이다. 국가에서 거둬들이는 세금이 얼마 되지 않고, 공식적인 고용부문이 많지 않으며, 실제적인 성장의 전망이 낮을 때는 달리 조달할 만한 보건의료 재원이 거의 없다. 가난한 나라에서도 산업화된 국가에서와 마찬가지로 보건의료비 상승이 발생하기 때문에 보건의료체계가 심각한 문제에 직면하게 된다. 빈국에서는 자원을 동원하는 문제가 심각할뿐 아니라 선진국에서와 같이 인구구성의 변화에 따른 압력과 수입가격 상승으로 인한 비용 상승 압력이 높다. 그뿐 아니라 어떤 형태의 국가에서나 가격은 높은 데 비해 효과가 낮은 보건사업에 자원을 배분하는 경향이 있다. 따라서 가난한 나라에서는 사용자에게 진료비를 받음으로써 추가 자원을 동원하고 구매자와 제공자가 보다 효율적으로 행동할 수 있도록 해 주는 가격체계를 세운다면 편익을 얻게 될 것이다.

개발도상국에서는 1980년대 중반에 보건정책의 한 도구로서의 비용회수에 상당한 관심을 보이기 시작했다. 1980년대 초, 재정조달 문제에 관한 관심이 증가되면서 세계은행은 보건부문에서의 비용회수에 대한 입장을 크게 변경하였다. 1980년 세계은행의 보건정책문서를 보면 재원으로서의 비용회수에 대한 관점에 대해 주의를 기울이고 있었다.

각국 정부에서는 행정비가 많이 들고 보건요원이 현금을 횡령하는 문제가 광범위하게 일어나기 때문에 사용자 요금에 관심이 없을 뿐 아니라, 사용자 요금을 도입하면 예방서비스와 질병의 조기 치료가 억제된다고 비판한다. 많은 나라에서 누구나 보건의료를 받을 수 있는 권리가 있다고 선언했기 때문에 진료비를 부과하는 기회를 제한하고 있다(World Bank, 1980: 19).

1980년의 문서에서 세계은행은 앞으로 10년간 전반적인 경제성장의 달성과 더 많은 공공자원을 보건의료에 배당하도록 하는 재정조달 전략을 채택하였다. "정부는 실제로 보건의료비를 더 많이 지출하여야 할 것이다. … 국가 소득의 증가분은 1차 보건의료에 배분되어져야 할 것이다"(pp.45-46). 기술적인 효율 개선의 중요성이 강조되었고, 지역에서도 의약품 회전자금이나 지역에서 운영되는 보험계획과 같은 '지역적인 재정조달' 계획을 담당하는 역할을 할 수 있다는 점을 밝히기도 하였다. 그러나 사용자에게 진료비를 받아 비용을 회수하는 것이 국가 전략으로 적극적으로 추진되지 않았다.

이와는 대조적으로 보건의료 재정조달에 관한 1987년 문서(Akin, Birdsall and de Ferranti, 1987)에서는 개혁의제가 사용자 요금, 보험, 지방분권화와 민간부문의 역할에 대한 인식 확대라는 4가지로 구성되어 있다고 밝혔다. 이 문서는 개발도상국의 보건정책과 세계은행 및 다른 국제원조기관에 상당한 영향을 미쳤다. 그것은 사용자 요금 정책을 신중하게 설계하여 시행할 경우 효율과 형평성이 개선되고 수입도 증가될 잠재력이 있다고 제안한다.

그 관점은 정부가 실질적이고 필수적인 '사소한' 무료서비스의 요구를 포기하는 것이고, 진료 수준에 따라 요금체계를 달리 함으로써, 사람들로 하여금 먼저 낮은 수준의 보건의료기관을 이용하도록 장려하기 위한 것이다. "현재 프로그램 운영비의 상당 부분이 회수될 수 있으리라고 기대되고, 더 진행되면 빈민들에게 적절한 서비스(아마도 비용을 받지 않는 서비스)를 확대함으로써 빈민들의 접근성 향상에 사용할 수 있을 것이다."

1993년 세계개발보고서의 사용자 요금에 관한 논의를 보면, 이 문제에 대한 세계은행의 생각이 좀더 진전되었음을 알 수 있다. 이 문서에서는 비용-효과분석에 근거하여 국가에서 기본적인 공공보건서비스와 '필수적인 임상' 보건사업을 제공할 것을 권고하고 있으며, 이를 위한 공공재정을 확대하기 위해, 효율(시장의 실패)에 관한 논의를 하고 있다. 그뿐 아니라 병에 걸렸을 경우 가난한 사람들이 영향을 가장 많이 받기 때문에 공공재정으로 필수적인 임상서비스를 제공하는 것은 빈곤 퇴치 조치의 하나로 지지되었다. 그러나 정부에서 필수적인 임상서비스의 비용을 대지 않는 나라에서는, 사용자 요금을 선택적으로 적용하고 대상을 설정하는 기전을 만들어 자원 이동의 수단으로 사용할 필요가 있다.

진료비를 받는 것이 형평성을 높이는가 하는 문제는 아킨과 버드셀, 드페란티와 다른 입장을 취하고 있다. 세계개발보고서에서는 진료비 수입으로 서비스 질을 개선하여 환자가 거주지 근처에서 서비스를 받을 수 있게 된다면 요금을 부과하는 것이 형평성을 높일 수 있다고 제안한다. 시간비용이나 교통비와 같은 진료비가 아닌 간접비용을 억제하는 효과가 있다는 점과, 진료비 부담 정책을 채택하여 실제로 저소득층의 의료이용이 증가된 아프리카 4개국의 사례도 기술되어 있다. 세계개발보고서는 진료비가 가구소득의 1% 이하라면 저소득층이라 할지라도 이용에 큰 영향을 미치지 못할 것이라고 가정하고 있다. 진료비 수준이 이보다 높으면 저소득층의 접근을 보장하기 위해서 진료비를 면제해 주는 기전이 필요하다.

그러나 1987년과 1993년 문서에는 진료비를 거둬들이고 면제기전을 운영하며 저소득층의 이익을 지키는 방향으로 진료비를 관리하고 보유하는 데 필요한 능력과 사무처리비에 대해서는 거의 언급이 없었다. 4장부터 6장까지는 추가 자금을 조달하고 효율을 향상시키며 저소득층이 보건의료서비스에 공평하게 접근할 수 있도록 한다는, 앞에서 설정한 세 가지 광범한 목표에 비추어 그 동안의 경험을 간단히 검토하고 있다. 그러나 이 논의로 나아가기 전에 비용회수정책이 시행되고 있는 상황에 대한 몇 가지 배경지식을 알 필요가 있다.

3. 비용회수 시행의 규모

　보건의료에 비용회수정책이 공식적으로 등장하여 진행되고 있는 상황은 나라마다 크게 다르다. 동유럽에서 동남아시아까지 세계 여러 지역에서 사용자에게 진료비를 받는 것은 비공식적으로 널리 퍼져 있는 일이고, 예를 들어 환자가 좋은 질의 진료를 받기 위해 보건의료인에게 '촌지'를 주는 형식으로 이루어지기도 한다. 에티오피아와 같은 일부 국가에서는 오래 전부터 진료비를 받기는 했지만 수가 조정작업이 제대로 이루어지지 못하고 있어 강제로 규제하는 데 어려움이 많다. 여러 해 동안 아주 저렴한 수가체계가 변하지 않고 있는 경우도 많다[예를 들어 가나(1985년 이전), 보츠와나, 자마이카, 레소토, 터키]. 이런 국가들의 경우 수가 설정 시기 이후에 물가가 많이 올라 수가가 거의 의미 없게 되어 버렸고, 따라서 재원으로서의 중요성이 적기 때문에 굳이 진료비를 받으려고 하지 않는 경우도 많다.

　보건기관에서 모은 수입을 중앙의 재무부로 보내는 나라가 많다(예를 들어 에리트레아, 에티오피아, 나미비아, 짐바브웨 등). 1985년 모잠비크에서는 공공부문의 일반적인 보조금 삭감이 있었고 보건의료의 경우에도 그 일환으로 진료비를 받기도 한다. 케냐의 경우는 조직이 변화하거나 보다 폭넓은 행정개혁이 일어나지 않은 채 다소 고립된 정책변화 도구로 이 방법이 도입되었다. 또 중국이나 헝가리와 같은 나라에서는 폭넓은 경제 및 재무구조 변화의 일환으로 소비자가 보건의료 비용을 지불하는 정책을 시행하고 있다. 이 나라들에서는 이 밖의 다른 여러 부문에서 조직이나 재무구조가 변하고 있으며, 보건부문에서도 진료비를 받는 정책뿐 아니라 다른 여러 가지 변화를 겪고 있다.

아프리카에서 사용자에게 보건의료비용을 받는 정책을 시행하면서 정부부문과 비영리민간부문(주로 종교조직이나 비정부기구 제공자들)간에 상당히 대조적인 모습을 보이기도 한다. 종교조직에서 운영하는 의료기관은 상대적으로 비용이 싸면서도 질이 높은 것으로 명성을 얻고 있다. 일부 종교단체 의료기관은 환자의 지불능력을 세세하게 평가하고 때때로 그 가격에 상당하는 다른 것을 받기도 한다(1994년 세계보건기구에서 발표한 나미비아의 사례를 보시오).

지난 10년 동안 수많은 지역 프로젝트는 혁신적인 비용회수 사업을 시행하였다. 보건의료와 교육에 관한 지역사회의 기여는 주로 초등학교나 의무실 건물과 같은 자본재 프로젝트(capital projects)나 기부금, 또는 이보다 더 큰 건설 프로젝트였지만 보건의료에 관한 지역사회 재원조달의 개념은 지난 10년 훨씬 이전부터 등장하였다. 정부가 보건의료 하부구조를 제대로 유지·관리하지 못하는 경우가 많아지고(Abel-Smith and Creese, 1989), 이와 함께 공적인 하부구조의 업무성과가 개선될 전망이 없기 때문에 일부 국가에서는 좀더 자율적인 보건의료체계의 유지·발전의 길을 추구하게 되었다. 자이레는 1986년 정부의 책임을 특정 공무원의 임금 지불로 제한한다고 선언한 후에, 보건의료의 재정을 자율적으로 조달하였다. 자이레의 일부 지역에서는 해외의 비정부 기구로부터 지원을 받고 진료비의 대부분을 사용자에게 부과하고 일부 약만 보험으로 지불하는 혁신적인 보건의료 재정조달방안을 시행하였다(Shepard, Vian and Kleinau, 1990). 말리와 세네갈, 베닌과 같은 나라에서도 국외 비정부기구의 지원을 받아 이와 비슷한 활동을 벌였다. 유엔아동기금과 세계보건기구(아프리카) 등의 지원에 힘입어 후에 바마코 사업(Bamako Initiative)으로 알려진 이런 계획을 발전시켰고, 이 계획은 주로 지역사회에서 구입 및 지불체계를 관리하면서 의약품의 공급을 개선하는 데 초점을 맞추었다.

이런 계획이 실제로 상당히 널리 확산되었기 때문에 최근에 이를 검토해 본 결과, 아프리카에서 비용회수에 관한 두 가지 모델이 제시되었다. 하나는 국가정책 수준이고 다른 하나는 지역이나 프로젝트에 기반한 계획이다(Nolan and Turbat, 1995). 현재 사하라 사막 이남에 있는 아프리카의 거의 모든 국가에서 어떤 형태이든 비용회수정책을 시행하고 있다. 1993년 조사했던 37개국 중에서 33개국이 이미 비용회수 활동을 하고 있거나 도입하려고 하고 있다. 이 비용회수정책은 대부분 1980년 이후에 검토되거나 시행된 것이다.

이에 따라 아프리카의 보건부문에 관한 정책결정자의 태도도 변화하는 것이 분명하게 나타난다. 최근에 아프리카 12개국 고위관리와 상담해 본 결과, 보건부 장·차관들은 전반적인 보건정책에서 사용자 요금이 차지하는 역할을 지지하고 있다(WHO, 1994). 정책결정자들은 환자에게 비용을 부담시키는 주된 원리로 앞에서 언급했던 수입 증대와 효율에 대한 논의 외에도 서비스 질의 향상을 들고 있다. 사실 보건의료서비스의 질과 효율을 올리려는 목표가 가난한 사람들이 쉽게 치료받을 수 있도록 접근성을 향상시키는 목표보다 더 널리 공유된 것으로 보인다. 이것은 기능적이지 않은(non-functional) 서비스에 대한 접근성을 확대해도 건강수준이 별로 향상되지 않다는 사실을 잘 반영하는 것일 수 있다. 따라서 질 향상이 첫번째 요건이 되는 것이다. 지역주민참여를 증진하고 의약품 공급을 개선하고 공공에서 민간부문으로의 이전을 장려하는 다른 목표들도 최근의 비용회수에 대한 움직임과 같은 맥락이다(Nolan and Turbat, 1995).

비용회수는 아시아의 보건부문에서 널리 사용되고 있다(Griffin, 1992). 중국은 농촌의 하부구조를 개발하는 초기에도 상당한 수준의 자원 동원을 비용회수에 의존하였으며, 전반적인 경제 개혁이 이루어진 1980년대에는 보건의료 재정조달 양상에서 큰 변화가 일어났다. 이 변화에 따라 사용자 요금이 더 중요하게 부각되었다. 물론 보험기전이 중요한 재정조달원으로 남아있기는 하지만 보험 대상자의

<표 2-1> 1980년과 1989년 중국의 보건의료재원의 변화

(단위: %)

재원＼연도	1980	1989	% 변화
정부	31	20	-35
보험	45	44	-2
사용자 요금	24	36	+50

출처: Yu Dezhi, 1992.

수도 줄어들었다. <표 2-1>는 중국의 전체 보건의료지출에서 사용자 요금이 계속 증가하고 있다는 것을 보여주고 있다. 한국, 타일랜드, 말레이시아, 싱가포르와 인도네시아도 전국민의료보험이나 부분적인 사회보험의 비용분담으로 사용자에게 진료비를 부과하는 정책을 채택하고 있다. 중앙아메리카와 남아메리카에서는 비용분담이 의료보험체계의 중요한 구성요소이다.

사용자 요금이 널리 존재하고 최근에 요금 부과 경험이 급격히 증가하면서, 정책을 변화시키면 당면하는 어려움에도 불구하고, 이런 계획을 시도하는 것이 사회보험과 같은 다른 재정조달방안을 실행하는 것보다 중앙정부에 행정적 부담이 훨씬 덜한 것으로 생각되어진다. 그러나 수가체계를 설정하고 수가를 올린다고 해서 사용자 요금체계가 효율을 높이는 기전의 역할을 할 수 있게 되는 것은 아닐 뿐 아니라, 가용 서비스의 형평성을 높이는 것도 보장하지 못한다.

4. 보건의료에서 비용회수로 인한 수입의 정도는?

세계은행의 보건의료재정조달에 관한 1987년 문서(Akin, Birdsall, and de Feranti)에 따르면 정부보건의료기관은 사용자에게 진료비를 받음으로써 수입이 많아질 것이라고 가정하고 있다. 이렇게 얻은 수입 증가분은 정부재정만으로는 부족하기 쉬운 비용-효과적인 기본서비스를 유지하는 데 쓸 수 있을 것이다. 더 급박하게는 사용자에게 받은 수입으로 현재 진행중인 기본적인 치료 사업이나 기관 운영비의 상당 부분을 조달할 수 있을 것이다. 저자들은 아무리 가난한 국가라고 해도 사용자에게 받은 돈으로 운영비의 15~20%를 충당할 수 있을 것이라고 가정하고 있다. 이와 유사하게 세계개발보고서(World Bank, 1993)에서도 필수적인 임상서비스를 제공하는 데 사용자들에게 받은 요금이 "정부가 보건에 지출하는 비용의 약 10~20%" 정도가 될 수 있을 것이라고 추정하고 있다(p.118).

이 장에서는 비용회수정책을 시행한 아프리카 국가들의 재정적인 면에서 일어난 변화를 제시하고 있다. 먼저 국가적인 비용회수 자료를 제시하고 개별 보건의료기관의 기록에 근거한 비용회수에 관한 증거를 제시한다. 두번째, 한 지역적 프로젝트의 범위에서 비용회수 경험을 제시한다. 마지막으로 비정부기구에서 운영하는 보건의료기관의 비용회수 수준에 관한 지표가 제시된다.

<표 2-2>는 여러 나라에서 사용자에게 받은 수입이 보건부 경상지출에서 차지하는 비율의 추정치를 제시하고 있다. 이 표에서 보면 가나의 경우 1985년 정책변화 이후에 비용회수 수준이 1987년 보건의료비 지출의 약 12%까지 오르면서 최고조에 달했다가 면제자가 늘어나고 물가상승으로 인해 수가의 상대적인 가치가 하락하면서 1992년까지 점차 줄어든다. 모잠비크의 경우에도 가나와 비슷하게

초기에는 급격히 상승했다가 후에 조금씩 줄어드는 양상을 보인다. 반면에 중국에서는 전반적인 경제가 지속적으로 급성장을 하고 있던 1980년대에 보건부문에 대한 공공보조금이 없어지고 기존의 보험 중 일부가 해체됨에 따라, 사용자 요금의 상대적 중요성이 급속히 높아졌다. 이 표에는 보험 상환이 제외되어 있기 때문에, 비용회수의 절대적인 수준은 이 표에서 보이는 것보다 훨씬 더 높다.

개별적인 보건의료기관에서의 비용회수에 관한 자료는 체계화되어 있지 못하고 단편적으로만 존재하며, 개별 기관마다 차이가 너무 커서 일반화를 하기 어렵다. 병원의 비용회수에 관한 <표 2-3>(Barnum and Kutzin, 1993)에도 기관간의 변이가 매우 크다.

저자는 다음과 같이 말하고 있다.

"… 대부분의 국가에서 대안적인 비정부 재원으로 얻어지는 수입은 전체 병원지출에서 작은 부분만을 차지하고 있다. 놀라운 것은 한 국가의 일인당 소득수준이나 전반적인 이데올로기가 회수되는 비용의 비율과는 무관하다는 점이다"(p.254).

최근의 여러 연구에서, 특히 바마코 사업 평가 연구에서는 재정적으로 의약품 회전자금을 어느 수준까지 유지할 수 있는지에 주목하였다. 놀란과 투르뱃(Nolan and Turbat, 1995)은 잠비아의 지역사회사업의 경우 10~15%의 비용을 회수하였다고 보고하였다. 다른 자료에 따르면 지역사회에서 시행한 재정조달 사업의 경우, 베닌의 블 지역(Bl district)에서는 43~58%의 비용을 회수하였고, 르완다는 시험대상 보건소에서 14~59%의 경상비(Shepard, 1993)를, 자이레의 일부 지역에서는 임금 이외의 운영비의 97%까지를 회수할 수 있었다고 한다. 유엔아동기금(1991)의 보고에 의하면, 1988~90년까지 지역사회에서 시행한 사업의 비용 분담 비율은 다음과 같다고 한다.

나라	비율(%)
기니	52
기니비사우	32
말리	55
세네갈	50
우간다	19

<표 2-2> 보건부의 경상비지출 중에서 사용자 부담의 비율

국가	비율(%)	연도
보츠와나	1.3~2.8	1983
가나	7.9	1986
	11.8~12.1	1987
	7.8	1992
기니비사우	0.5	1988
케냐	2.1	1993
레소토	5.8	1986/87
	9	1991/92
모잠비크	8	1985
	<1	1992
스와질랜드	2.2	1985
	4.6	1988/89
코트디보와르	3.5	1991/92
말리	1.2~7	1986
세네갈	4.4~7	1986
파푸아뉴기니	3	1987
예멘	3.3	1983
살바도르	4	1990
중국(보험상환금 제외)	24	1980
	36	1988

출처: Turbat, WHO, 1994; Vogel, 1990; Barnum and Kutzin, 1993; Mcpake, 1993; Yu Dezhi, 1992; Fiedler, 1993; World Bank, 1990.

개발도상국에서 정부 이외의 보건의료 원천은 종교단체나 일반원조기구가 있으며 이들도 비용회수에 관한 경험이 있다. 아프리카의 경험에 관한 여러 가지 정보를 검토해 본 결과(Kutzin and Wauters, 1994) 비정부기구의 비용회수율은 정부기관의 평균보다 높은 25~50%였다. 비정부기구에서 제공하는 보건의료서비스의 비용과 질에

<표 2-3> 병원의 비용회수비(ratio)*

국가와 자료 연도	병원의 종류	(H_A/C)**	연구참여병원수
저소득 국가			
중국, 1986	국립병원	90.1	8
	주립병원	87.9	11
	지역병원	97.3	17
에티오피아, 1984~85	도시병원	32.1	8
	농촌병원	22.9	10
인도네시아, 1985~86	모든 공공병원	19.9	-
말리, 1986	삼차병원	7.5	1
	삼차병원		1
	지역병원		1
니제르, 1986~87	삼차병원	14.8	1
자이레, 1988	지역병원	78.9	1
	지역병원	66.3	1
중소득 국가			
볼리비아, 1988	라파즈 병원	47.5	6
	코카밤바 병원	51.5	4
	산타크루즈 병원	38.4	5
도미니카 공화국, 1986	삼차병원	2.7	1
	도립병원	2.6	5
	지역병원	1.5	3
온두라스, 1985	삼차병원	3.5	1
	도립병원	4.5	6
	지역병원	5.3	8
자마이카, 1986~87	모든 공공병원	2.8	22
	대학병원	7.5	1
요르단, 1987	보건부 소속 병원	13.3	-
파푸아뉴기니, 1985	모든 공공병원	2.5	-
세인트루시아, 1986~87	국립병원	2.4	1
스와질랜드, 1986~87	보건부 소속 병원	4.7	4
	종교단체 병원	12.6	2
터키, 1987	보건부 소속 병원	12.6	-
	모든 대학병원	45.4	-
짐바브웨, 1989	국립병원	7.3	4
	도립병원	3.1	8
	지역병원	1.9	30

* Barnum and Kutzin, 1993.
**사용자와 보험에서 받은 총수입(H_A)을 전체 경상비지출이나 소득(C)으로 나눈 것

대한 연구가 더 수행될 필요가 있기는 하지만, 비정부기구에서 제공하는 서비스는 비용이 적게 들고 치료비는 더 비싸며 치료비를 받는

데 더 열성적이며 지불의사가 더 크다는 점으로 그 차이를 설명할 수 있을 것이다. 여러 정보에 따르면 지역사회 재정조달 체계에서는 의약품의 비용회수가 100%라고 보고하고 있다.

위의 표에 있는 수치는 총수입의 추정치이다. 그러나 진료비를 거두는 데도 돈이 들지만, 이에 필요한 행정비용에 대한 자료는 거의 없다. 파푸아뉴기니에서의 연구에 따르면 진료비를 거두는 데 드는 평균 비용은 수집된 진료비의 10% 정도인데 비해, 어떤 보건소에서는 진료비를 거두는 데 든 비용이 거둔 진료비의 90%에 달하기도 하였다고 한다. 진료비를 걷는 데 관련된 행정비는 여러 형태가 있다. 첫째로 수입 수집비가 있다. 이에는 영수증을 구입하거나 인쇄하는 데 드는 비용과 금고와 회계용품에 관련된 은행 비용, 직원이 환자의 지불자격을 평가하는 데 드는 시간의 가치, 요금을 거두고 그 돈을 은행에 송금하거나 이용하는 것과 관련된 행정비 등이 포함된다. 사용자에게 받은 수입을 어떻게 사용하느냐에 대해 결정하려면 지역의 관리위원회에서 회의를 열어야 하며 이는 시간이 드는 일이다. 물가와 은행 비용이 급격히 상승하여 사용자에게 받은 수입의 구매력이 시간이 감에 따라 급격히 낮아지는 곳(예를 들어 가나)에서는 결정을 빨리 하지 않으면 그만큼 손해이다. 수가정책을 도입하거나 개선하려고 해도 직원을 훈련시켜야 하고 정책변화의 목적과 특성에 대한 공공 자문을 받아야 하며 이에도 돈이 든다. 마지막으로 횡령으로 인한 손실도 상당하다(Bennet and Banda, 1994).

지역사업의 경우 또는 심지어 국가적인 사업이라 해도, 진료비를 거두는 데 드는 관리비와 행정비를 외부에서 지원받는 경우가 많다. 따라서 지역에서 든 비용과 지역의 수입에만 초점을 맞춰 보고서를 작성할 경우, 이와 같은 드러나지 않는 보조금으로 인해 실제적인 비용회수의 성과가 왜곡되기 때문에 사업의 재정적인 성공 여부를 측정하기가 매우 어렵다. 어떤 비용회수 사업의 경우 외부에서 투입한 비용이 지역에서 얻은 수입의 10배나 심지어 20배를 넘는 사례도 있다. 비용회수 사업이 성공적으로 시행되려면 재정적으로 또 실질적으로 어떤 역량이 필요한지에 대해 충분히 이해하여야 하고, 이를 위해서는 비용회수의 회계에 보다 포괄적으로 접근할 필요가 있다.

사용자에게 진료비를 받게 되면 보건의료에 추가 자금이 생기는가? 아마 대답은 "그렇다. 하지만"이 될 것이다. 사용자에게 진료비를 받음으로써 회수된 돈의 전체 총액-이는 전체 보건의료재원에서 국가 재정이 차지하는 비율을 뺀 것으로 측정한다-은 세계은행에서 예상했던 10-20%보다 훨씬 낮다. 비용회수의 운영과 관련된 실제적인 자본비와 경상비를 감안한다면 이 비율은 더 낮아질 것이다. 가난한 나라에서 사용자 요금을 실제적이며 미개발된 보건의료의 추가 재원으로 보았던 초기의 기대는 너무 낙관적이었던 것으로 드러났다고 말하는 것이 가장 정확할 것이다. 그럼에도 불구하고 적절한 수입을 보유하여 관리함으로써 질 향상이 가능한 곳에서는, 모은 자금을 잘 사용하여 서비스 기능을 향상시키고 있는 것으로 나타났다. 이런 성공은 전국적인 정부의 개혁에서보다는 주로 국지적인 사업에서 달성되고 있었다. 전국적인 사업이거나 지역적인 사업이거나 진료비 수입으로 약이나 처치용품을 구입하는 것이 가장 전형적인 형태이다. 따라서 경상자금이 부족한 일반적인 상황에서 치료에 필요한 주요 재료의 구입 자금이 크게 부족한 곳에서는 전체적인 비용회수 비율은 낮다고 할 지라도 추가순소득의 한계생산성은 그보다 훨씬 클 수 있다.

5. 비용회수가 효율을 증가시키는가?

보건의료 재정에 관한 세계은행의 정책문서(Akin, Birdsall, and de Ferranti, 1987)에서는 보건부문에서 사용자에게 진료비를 부과함으로써 효율을 증가시키는 몇 가지 방법을 제안하였다. 이 방법들은 대부분 치료비를 받을 경우 잠재적인 소비자(환자)의 행태가 변화할 것을 기대하는 것이다. 첫번째로 진료비를 부과하면 필요없이 서비스를 이용하는 일이 줄어들 것이다. 두번째, 의료기관의 수준에 따라 가격을 다르게 매김으로써 요금체계를 통해 처음 진료를 받는 의료기관과 다른 의료기관을 적절히 이용하도록 촉진할 것이다. 세번째, 한 기관에서 진료비를 받으면서 산전진료나 결핵치료와 같은 특수 서비스는 예외적으로 진료비를 받지 않을 경우, 이런 중요한 서비스의 이용이 촉진될 것이다. 이외에도 서비스제공자가 환자에게 돈을 받는다는 점을 고려하게 되면 약의 과잉처방과 같은 행위가 줄어들 것이다. 더 나아가 진료비를 받으면 질 높은 진료를 제공하기 위한 인센티브가 될 것으로 기대되었다.

세계개발보고서(World Bank, 1993)에서는 환자부담이 효율성에 미치는 영향에 관한 논의는 하지 않았다. 사실 세계은행에서 제안한 것은, 가능하다면 필수적인 임상 서비스(공중보건서비스도 마찬가지다)는 정부에서 모두 자금을 제공하여야 한다는 것이다. 즉, 정부에서 이런 최소한의 서비스도 충분히 제공하지 못할 만큼 자원이 부족한 나라에서만 사용자에게 요금을 부과하도록 제안한 것이다. 그러나 정부시설, 특히 병원에서 기본 서비스 이외의 서비스에 실질적인 요금을 부과하는 것은 지지하였다. 이 경우, 진료비 부과가 필수적이지 않은 서비스에 대한 공공보조금을 줄여, 보다 비용-효과적인 서비스에 정부의 재정을 집중시킬 수 있다는 면에서 분배 효율을 달성할 수 있다는 주장이다.

　사용자에게 요금을 부과하면 서비스 이용, 특히 다음장에서 볼 수 있는 것처럼 빈민들의 서비스 이용을 어느 정도 줄일 수 있다. 그러나 오늘날까지 사용자에게 요금을 부과함으로써 줄어든 이용이 실제로 필요한 이용이 아니었다고 가정할 만한 증거는 없다(Creese, 1991). 이렇게 이야기하는 이유는 서비스에 접근할 수 있는 잠재적인 사용자들이 다른 비용(시간과 교통)만으로도 서비스 이용을 하지 않기 때문이다. 따라서 요금을 부과하게 되면 불필요한 보건의료서비스 이용을 막는 편익적인 효과를 가지고 있다고 하기는 어렵다. 그리고 특히 의료기관을 방문하려면 치료비 이외의 다른 비용이 많이 드는 지역에서는 더욱 그렇다.

　의료기관의 수준에 따라 가격을 다르게 매김으로써(즉 첫번째 접촉 수준의 의료기관은 가장 낮은 가격을, 지역병원에는 약간 더 높은 가격을, 그리고 삼차 병원에는 가장 높은 가격을 매기는 요금부과체계를 통해), 잠재적인 소비자의 의료이용 양상에 영향을 미치고자 한다. 케냐, 인도네시아, 나미비아, 잠비아, 짐바브웨 등 여러 나라에서 이와 같은 '계단식' 요금부과체계를 시행하고 있다(Barnum and Kutzin, 1993; WHO, 1994). 나미비아에서는 이보다 한 발짝 더 나아가, 낮은 수준의 기관에서 높은 수준의 기관으로 의뢰되어 온 환자의 경우 요금체계에서 제외시켜 줌으로써 의뢰체계를 적합하게 이용하도록 장려한다. 직관적으로 볼 때, 가격을 이처럼 조정하는 것은 의미가 있는 것으로 보이기는 하지만, 이처럼 가격 정책을 통해 의뢰체계를 이용하도록 장려할 경우의 효과는 연구되지 않았다. 잠비아와 짐바브웨에서 볼 수 있는 것처럼, 이런 가격체계가 있음에도 불구하고 첫번째 접촉 수준인 보건소 이용률은 낮고 병원 외래부서는 환자가 밀리는 것이 일반적인 현상이기 때문에, 가격정책만으로는 의뢰체계 이용의 개선이 어렵다는 것을 알 수 있다. 이와 더불어 첫번째 접촉기관에서 제공하는 의료의 질 개선에 특히 초점을 맞춘 다른 조치가 필요한 것으로 보인다. 병원자원의 불필요한 이용을 줄이려고 노력하는 산업화된 국가에서는 환자가 아니라 고정된 예산을 가지고 여러 공급자로부터 진료를 구매하는 구매자에게 지불 책임을 묻는 방법을 이용하고 있다. 이런 구매자가 경제적이 되도록 하려면 대부분의 응급이 아닌 환자는 병원이 아닌 외래 기관에서 첫번째 진료를 받도록 요구하면 될 것이다.

보건의료서비스의 비용효과를 높이려면 전염성 질환에 걸린 환자가 치료를 받을 수 있어야 한다. 왜냐하면, 예를 들어 결핵이나 성병과 같은 질환을 치료하면 환자에게 도움이 될 뿐 아니라 만약 환자가 제대로 치료받지 못할 경우 이 환자들로부터 병이 전염될지도 모르는 지역사회의 다른 구성원들에게도 도움이 되기 때문이다. 전염성 질환에 걸린 사람들에게 치료를 받도록 장려하는 한 가지 방법은 이런 질병의 치료를 무료로 해주는 것이다. 에티오피아, 가나, 자마이카, 말리, 니제르, 파푸아뉴기니, 짐바브웨 등 여러 나라의 경우, 정부의 보건의료기관에서 무료로 결핵치료를 제공하고 있다. 그러나 진료비체계가 효율에 어떤 영향을 미치는지에 대해 알 수 없는 것처럼, 예외적으로 결핵 치료는 진료비를 받지 않는다고 해서 결핵을 치료하려고 하는 행위에 어떤 영향을 미치는지 알려진 것이 거의 없다. 만약 진료비를 받지 않아 더 많은 결핵환자들이 치료를 받게 된다면, 정부에서는 다른 전염성 질환에도 진료비를 받지 않는 정책을 고려하여야 한다. 예를 들어 앞에서 언급한 국가 중 파푸아뉴기니를 제외한 모든 국가에서 성병 치료의 경우 환자에게서 치료비를 받고 있다. 만약 치료비를 받기 때문에 성병환자들이 치료받기를 꺼린다면(물론 현재 이런 증거는 거의 없기 때문에 실험적인 가정이다), 성병을 치료하지 않아 발생하는 사회적 비용이 성병 치료를 해서 얻는 수입보다 클 것이 거의 확실하기 때문에, 치료비 청구의 철회를 정책적으로 고려하여야 할 것이다.

지역사회 재정조달계획으로 얻은 수입을 활용한 결과 지역사회에서 이용가능한 서비스의 질이 높아지고 지역주민들도 서비스의 질이 개선되었다고 느끼고 있다는 증거가 있다. 예를 들어 바마코 사업을 통해 얻은 수입이 그 사례이다. 바마코 사업의 평가 결과를 보면 일부 국가에서 약값으로 받은 수입을 이용하여 보건의료서비스에서 눈에 띄는 개선효과를 보았다고 한다(Mcpake, Hanson and Mills, 1993). 진료비 수입의 지출 분석을 통해서, 지역에 약품을 지속적으로 공급할 수 있게 해주는 중요한 지표가 무엇인가를 알 수 있다. 케냐에서는 응급의약품의 구매와 유지라는 두 가지 항목에 지출의 반 이상을 사용했다. 의약품 조달, 분배와 처방체계가 아주 잘 관리되어 가용의약품이 현재 지역의 질병패턴에 따라 선택되는 것을 보장할 수 있는 곳에서는 비용회수를 통해 진료의 질의 개선을 촉진할 수 있을 것이고 따라서 보건의료체계 운영의 기술적 효율이 개선될 것이다.

그러나 현재까지의 결과를 보면 제공자가 진료비를 받는다고 해서 서비스 공급이 감소되기보다는 그 역의 결과가 나타나고 있다. 실질적으로 보건의료서비스의 재정을 사용자에게 받는 진료비로 조달하며 이에 따라 의료비가 비싼 중국의 경험을 보면, 보건의료 제공자들은 가격 인센티브에, 아킨과 버드샐, 드페란티(1987)가 제안했던 것과는 다른 방식으로 반응하고 있다. 의약품과 일부 복잡한 처치(예를 들어 CT 촬영, 초음파, 신장투석)와 같은 특정 서비스의 경우, 보건의료기관이 이를 제공하여 이윤을 얻으려고 값을 매기고 있다. 이런 가격 왜곡으로 인해 이들 처치와 서비스에 대한 "제공자유인수요"와 공급이 급속히 증가하는 결과를 낳았다. 1980년대 말까지 보건의료체계에 들어와 치료를 받은 환자당 처방된 약이 평균 2.3개라는 것에서 볼 수 있는 것처럼(Bumgarner, 1992), 실제로는 가격 인센티브로 인해 서비스가 과도하게 이용되며 이는 잠재적으로 위험한 것처럼 보인다. 이런 경험은 바마코 사업에서와 같이 지역사회에서 의약품을 자체 재정으로 공급하도록 장려하는 조치를 시행하려고 하는 다른 나라에 참고가 될 것이다. 여러 연구들(Mwabu, Ainsworth and Nyamete, 1993; Litvack and Bodart, 1993; Mcpake, Hanson and Mills, 1992)에서 한 보건의료기관에서 어느 정도의 약품을 이용할 수 있느냐에 따라 그 기관의 서비스 요구가 달라진다는 사실, 즉 이용가능한 약품의 수가 많을수록 서비스 요구에 긍정적인 영향을 미친다는 사실을 발견하였다. 사람들은 이용가능한 약품이 많은 것이 곧 효과적인 치료를 받을 수 있는 것이라고 생각하는 것 같다. 이 경우, 주민들은 의학적으로 필요한 수준 이상의 의약품을 요구하고, 제공자들은 재정적인 이유로 수입을 늘이기 위해 이런 요구에 부응할 것이라는 점이 문제이다. 따라서 정책결정자는 과잉처방을 하지 않도록 하는 인센티브를 주는 의약품 가격체계를 개발하여 시행할 과제를 안게 된다.

중국의 경험을 보면 진료비가 실제로 보건의료자원의 분배와 사용에 커다란 영향을 줄 수 있다는 것을 알게 된다. 그러나 보험제도가 많은 국민들을 포괄하고 있지 못한 대부분의 개발도상국의 경우와 같이 사용자에게 부과하는 진료비가 상대적으로 낮게 책정되어 있는 곳에서는, 서비스가 무료로 제공된다고 해서 의뢰체계나 특별 서비스의 이용이 크게 달라지지는 않는다. 사용자에게 받은 치료비를 보관하고 잘 관리하며, 인건비가 아닌 약품과 같은 필수적이고 지속적인 투입요소를 구입하는 데 사용하는 곳에서는 서비스의 질과 이용가능성을 높이는 데 크게 기여할 수 있다.

6. 비용회수를 통해 질이 향상되는가?

자료를 보면 치료비를 받는 것이 서비스의 접근성에는 별로 긍정적인 영향을 미치지 못하는 것으로 나타나고 있다. 대부분, 소득과 관련하여 진료비에 예외조치를 두는 조치를 시행하기는 어려운 것으로 나타나 있기 때문에 사용자 요금은 형평성에 부정적인 결과를 가져온다. 그 결과 진료비는 가난한 사람들이 서비스를 이용하는 데 큰 장애물이 된다.

가구조사자료를 이용한 경제통계 연구에 의하면 보건의료서비스 요구에 부유한 사람들보다는 가난한 사람들이 더 가격탄력적인 것으로 나타났다[코트디보아르와 페루의 수요 연구는 "Gertler and van der Gaag"(1990)를 보시오].

여러 나라에서 진료소 이용률이 떨어지고 있으며, 이는 사용자에게 치료비를 받으면서 서비스 질까지 낮아짐에 따라 형평성에 심한 역효과를 가져오고 있다는 것을 보여준다. 예를 들어 가나에서는 진료수가가 크게 올랐던 1985년에 전국적으로 진료소 이용률이 떨어지는 것이 확인되었다. 외래 방문수가 1984년에는 450만 건에서 1985년에 160만 건으로 줄어들었다. 1986년에는 210만 건으로 외래 이용이 약간 올라갔다(Waddington and Enymayew, 1990).

저자는 진료수가가 올랐던 1년 후에 한 지역에서 이용률이 50% 이상 떨어진 것을 발견하였다. 경제활동인구의 이용자 비율이 증가되었음에도 불구하고 농촌의 이용률은 3년이 지난 후에도 인상 전보다 훨씬 낮은 수준을 유지하고 있었다. 이런 현상의 직접적인 원인은 1985년의 수가 인상이었다.

요더(Yoder, 1989)는 스와질랜드에서 공공의료기관과 종교의료기관의 수가를 동일하게 하려는 정책목표를 달성하기 위해 1984년에 수가를 인상한 이후 3개월 동안 스와질랜드의 정부보건의료기관의 외래 이용률은 평균 1/3 정도 감소하였다고 보고하였다. 1년 후에도 이런 현상이 유지되고 있었다. 동일 기간에 종교의료기관의 이용률은 약 10% 정도 증가하였다. 요더의 보고에 따르면 정부의료기관에서 설사성 질환(40% 이상), 성병(39.6%), 급성 호흡기 감염(43.7%), 영아 예방접종(DPT 1차 접종 37.6%) 서비스의 이용률이 크게 떨어졌다고 한다. 그는 서비스 이용률 하락의 1/3 정도는 극빈층에서 일어났다고 결론지었다.

1989년 12월에 있었던 케냐의 수가정책변화의 연구에 따르면 정책변화 이후 초기에 전체적으로 외래 수진율이 37% 떨어졌으며 일부 지역에서는 50% 이상 하락했다고 한다(WHO, 1994). 같은 기간에 진료비를 받지 않는 정부 진료소를 이용하는 환자의 비율이 약 10% 늘어났다. 등록비는 특히 인기가 없었고, 1990년 9월 등록비가 외래환자 치료비로 대치되자 여전히 1989년 이전보다는 낮은 수준이기는 하지만 수진율이 약간 올라갔다. 등록비를 없앤 후 상당수의 환자가 민간의료기관에서 공공기관으로 이동하였다. 1990년 8월 비용분담을 취소한 후 정부 보건소에서 의료서비스를 받고자 하는 요구가 약 41%나 증가하였다.

레소토에서의 연구(Bennet, 1989)를 보면 연구한 두 지역에서 1988년 수가가 인상된 이후에 수진율이 각각 40%, 51% 떨어졌고 민간의료기관의 이용률이 각각 19%, 35% 늘어났다. 이것은 민간 진료원이 공공 제공자를 전부 다 대치하지는 못하였다는 것을 의미한다. 이 연구에서 또 수가가 인상됨에 따라 정부 보건의료기관에 대한 방문율이 떨어지기는 하였지만, 특히 산악지역에 위치한 기관의 하락률이 가장 높았다. 그뿐 아니라 수가가 인상된 후 1년 동안 저지대 의료기관의 수진율 변동을 보면 수가 인상 이전의 수진율과 비슷한 수준으로 곧 오를 것이라고 기대할 수 있을 정도로 상승했으나, 산악지대에 있는 보건소나 병원의 경우 이용률이 이처럼 회복되지 않았다. 또 수가 인상으로, 가장 취약한 집단인 영유아(0~5세)들의 이용률이 가장 하락하였다.

감비아에서도 본인부담이 도입된 후에 이용률이 뚝 떨어졌다는 사실이 기록되었다.

결핵의 진단과 치료를 무료로 한 후에 이용률이 급격히 상승하였던 중국의 사례를 보면 치료비를 받는 것이 불공평과 비효율의 원인이 될 수 있다는 것을 확실히 알 수 있다.

비용회수 사업을 관리하는 방식에서도 불공평이 발생하는 것으로 보인다. 예를 들어 케냐의 경우 보건의료기관에서 거둔 돈을 모두 보유하도록 바꾼 이후에는 지방 병원이 있는 일부 지역에서는 크게 이득을 보게 되었다. 왜냐하면 비용회수로 거둬들이는 돈의 대부분이 시도 수준에서 거둬들이는 것이기 때문이다. 일반적으로 적어도 손해를 보는 지역은 없었다. 지역사회에 기반한 비용회수 사업에서도 이런 추세를 관찰할 수 있다. 부유한 지역의 돈을 재분배하는 기전이 없으면, 이런 정책은 지역사회내에서와는 반대로 지역사회 사이의 내재한 불평등을 해결하지 못한다.

진료비 면제는 일반적으로 사용자에게 진료비를 받아서 생긴 재정적 장벽으로부터 가난한 사람을 보호할 수 있다는 수단으로써 지지받는다. 바넘과 쿠친(Barnum and Kutzin, 1993)의 관찰에 따르면 대부분의 국가의 정부병원에서는 가난한 사람들에게 진료비를 받지 않고 있다고 한다. 그러나 이와는 달리 형평성의 목표와는 배치되는 예외도 있다고 한다. 예를 들어 공무원이나 군인의 경우 돈을 받지 않는 것이다(이런 수입과 관련이 없는 예외를 둔 국가는 가나, 말리, 니제르, 세인트루시아, 예멘 등이 있다). 따라서 예를 들어 니아메이에 있는 니제르 중앙정부 병원의 환자를 조사한 결과 진료비를 내는 환자의 소득이 전체 환자 표본의 평균보다 낮게 나타났다(Weaver,

Handou and Mohamed, 1990). 따라서 오늘날까지의 경험을 보면 적어도 일부 국가의 진료비 면제 정책이 실제로는 빈민에게 더 나쁜 것이 되고 있다.

진료비 면제 정책이 형평성을 높이고 빈민의 접근성을 개선시키기 위한 것이라고 분명하게 기술되어 있는 곳에서도, 시행은 정책의도와 무관하게 이루어지는 경우가 많다. 진료비 면제 정책에서 기본적인 논점은 진료비를 내기 어려운 빈자를 가려내는 것과, 빈자가 아닌 사람들이 지정된 진료비를 지불하는 것을 보장하면서 그들이 필요한 서비스에 접근하는 것을 보장하는 것이다. 한 환자의 소득을 정하는 것은 행정적으로 어렵고, 특히 대부분의 수입이 생계를 위한 농사일로 얻어지며 환자가 자신의 경제적 수준을 솔직히 밝혀야 할 이유가 거의 없을 때에는 더욱 그러하다. 길슨(Gilson, 1988)은 스와질랜드와 타일랜드의 사례를 들어 이러한 효과의 증거를 제시했다. 그뿐 아니라 행정력이 있다 할지라도 수가가 낮을 경우 정확한 자산조사를 시행하는 데 드는 비용이 오히려 진료비를 받아 거둬들일 수 있는 수입보다 더 많이 들 수 있다.

이용을 결정하는 요인은 복잡하며, 경제적 요인은 사람들이 보건의료를 찾는 행태에서 한 가지 고려사항일 뿐이다. 앞에서 언급한 것처럼 서비스를 이용할 때 (공식적으로 또는 비공식적으로) 내는 진료비는 환자가 치료를 받기 위해 드는 비용 중 한 가지 요소일 뿐이다. 교통비도 있을 수 있고 환자와 동행하는 가족의 돈의 형태가 아닌 손실(예를 들어 다른 생산적인 일을 할 시간의 상실)이 있을 수 있다. 그러므로 가난한 나라에 사는 많은 사람들의 접근성을 제한하는 중요한 요소는 바로 보건의료기관까지의 거리이다. 따라서 형평성을 높이려면 보건의료시설과 주민들 간의 거리를 좁혀야 한다. 아프리카의 여러 국가에서는 진료 접근의 형평성을 개선하는 중요한 방법으로 방문서비스를 실시하고 농촌에 진료소를 설치하여 왔다.

그러나 이런 시설은 의약품 공급과 감독이 잘 이루어질 때만 제대로 기능할 수 있기 때문에, 국가 경제상황의 악화로 더 큰 타격을 받고 있다. 높은 수준의 의료기관이 먼저 의약품과 교통수단을 요구하는 것이 일반적이다(WHO/UNICEF, 1989). 변두리에 있는 시설에서 제공하는 서비스는 질이 떨어지므로 사람들은 과거에 받았던 표준적인 진료를 받기 위해 먼 거리를 여행하여야 한다.

여러 지역사회 재정조달 사업이 발생해 온 것은 이런 배경과 반대되는 것이다. 질을 개선하기 위한 중요한 단계는 진료비로 얻은 수익을 이런 변두리 시설을 지원하는 것에 우선순위를 두면서 처음에 의도했던 기능과 감독 수준으로 되돌아가는 것이다.

아킨, 버드셀, 드페란티(Akin, Birdsell and de Ferranti, 1987)는 과거에는 현대 의학의 진료를 받지 못했던 외딴 지역의 서비스를 확장하는 데 수입을 사용할 수 있다면 진료비를 받음으로써 형평성을 높일 수 있을 것이라고 주장하였다. 그러나 전국적인 비용회수정책의 결과 수입을 재분배 받아 새로운 의료기관이 개발되었다거나 기존 시설에서 방문 서비스를 확대하였다는 증거가 없다.

반면에 지역사회 연구 진료비수입이 기존의 의료기관에서 이용되어 진료의 질이 개선되고 주변 주민들에게 더 높은 질의 서비스에 접근할 수 있도록 하는 지리적 접근성을 증가시켰다는 증거는 약간 있다. 세계은행(1993)은 아프리카 4개국(베닌, 카메룬, 기니, 시에라레온)에서 각각 수행한 연구를 인용하고 있다.

이 연구들에 따르면 공식적으로 진료비를 받으면 잠재적인 환자가 양질의 진료에 접근할 때 지불해야 하는 진료비 이외의 비용(예를 들어 교통비와 시간)을 줄일 수가 있다고 가정하고 있다.

연구 결과를 보면 진료비를 도입함에 따라 (수입을 지역 의료기관의 질을 향상시키는 데 재투자한다면) 궁극적으로 진료를 받는 데 드는 전반적인 접근 비용을 줄이는 효과가 나타나기 때문에 가난한 사람들이 가장 많은 편익을 얻을 수 있는 것으로 나타났다.

카메룬의 경험을 보면, 가난한 사람들의 서비스 이용을 증가시키는 방식으로 비용회수를 관리하는 것이 가능하다(Litvack and Boddart, 1993). 이 사업은 소규모였고 외부 지원을 받았지만, 이것의 성공은 사업에서 진료비뿐 아니라 진료를 받는 데 필요한 진료비 이외의 비용(교통비와 시간)을 고려하는 것이 중요하다는 점을 환기시켰다. 이 경우 질을 높이기 위해 진료비를 높게 받았으며 그 결과 받아들일 수 있는 질의 진료에 접근하는 총 비용이 줄어들었다.

사람들은 시간과 교통비의 절약이 진료비를 상쇄할 만큼 크기 때문에 이용양상을 바꾸었다(7장 참조). 대규모 사업에서도 이것이 그대로 적용될 수 있다고 해도, 대부분의 환경, 그리고 특히 농촌환경에서는 진료비 이외의 비용만으로도 진료를 받기를 꺼리는 충분한 이유가 되므로 '꼭 필요하지 않은' 진료를 막기 위해 진료비를 반드시 도입해야 하는 것이 아니다. 가난한 사람들은 이런 비용 때문에 서비스가 무료로 제공되더라도 진료를 받기가 어려울 것이다.

취약집단의 접근성을 높이려는 목표를 달성하려면, 사용자의 지불능력과 일치하며 필수적인 서비스에 대한 접근을 막지 않을 정도의 요금을 부과하고 또 면제해 주는 정책이 필요하다. 일부 연구 결과를 보면 비용(돈이나 시간과 관련된 비용 모두)으로 인해 진료를 받지 못하게 되는 경우는 상대적으로 부유한 사람들보다는 가난한 사람들이 더 많다고 한다.

여러 나라에서 빈민들에게는 진료비 지불을 면제해 주는 정책이 있기는 하지만 이를 효과적으로 시행하기는 어려운 것으로 나타나 있고, 실제로 극빈자보다는 덜 가난한 사람에게 유리한 특성을 보이는 경우도 많다. 진료비 수입이 명백하게 빈민들의 서비스 이용가능성을 확장하는 데 사용되었다는 증거는 없다. 그러나 변두리 의료시설의 질을 향상시키기 위해 진료비를 부과하면 지역 주민들에게 더 나은 질의 서비스를 더 쉽게 이용하게 될 수도 있다. 그러나 가난한 사람들이 접근성이 더 나아졌다고 기술된 사례는 극소수이며 국가적인 규모의 사업일 경우에는 더욱 소수이다.

7. 비용회수 시행상의 문제

사용자에게 진료비를 받으면 정부에서 재정을 대고 정부에서 제공하는 보건의료서비스에 추가로 경제적 지원을 동원할 수 있다. 이런 지원은 보건의료기관의 수준에 맞게 질을 개선시킬 수 있는 실제적인 보건자원으로 바뀔 수 있다. 그러나 이런 변화가 자동적으로 일어나는 것은 아니다. 지난 10년간의 경험을 통해 건강 증진 접근법으로서의 비용회수의 성공에 결정적인 것으로 보이는 여러 가지 조건을 규명하여 보았다.

먼저, 그리고 사용자 요금이 보건의료자원의 수준을 증가시키는 가장 중요한 조건이 되려면 보건의료기관에서 거두어들인 돈의 일부 또는 전부를 그 기관 내부에서 보유할 수 있어야 한다. 일부 국가(예를 들어 케냐, 세계보건기구, 1994)에서는 중앙정부에서 담당하는 전반적인 보건재정 수준이 축소되지 않을 것이라는 보장하에 비용회수정책의 도입과 더불어 재무부(Ministry of Finance)의 수입 보유형태가 변화되었다. 또 다른 일부 국가(예를 들어 에티오피아, 나미비아, 짐바브웨, 말라위, 에리트레아)에서는 정부보건기관에서 수집된 수입을 여전히 재무부로 보내고 있다. 이 경우 보건의료에서의 비용회수는 취약주민의 접근성을 높이기 위한 도구도 아니고 보건의료의 수입증대도 되지 못한다. 따라서 보건부문에서 보건의료 목표의 달성을 위해 수입을 보유하고자 하는 것이 보건부와 재무부의 보조금 감축 압력 사이에서 중요한 협상 대상물이다. 보건의료기관과 지역, 보건부 사이에 진료비 수입을 나누는 기전은 여러 형태가 있다. 케냐와 가나의 경우 초기 비용회수 활동에서 지역과 중앙부서가 수입을 나누어서 갖는 것이 특징이었다. 그러나 이제는 수집된 모든 자금을 지역에서 가지고 있는 것으로 변하고 있다. 현재 잠비아, 모잠비크, 나이지리아에서는 지역에서 수입을 100% 보유하고 있다. 카메룬에서는 보건소에서만 수입을 전부 가질 수 있고, 병원에서는 수입의 절반을 중앙 부서로 보낸다. 말라위에서는 최근에 보건의료기관과 중앙의 보건부 사이에 50 대 50으로 나누는 보유 조정안이 제안되었다(Bennett and Banda, 1994).

케냐에서는 지역에서 수입원을 개발하고 수입을 보유하게 되면 이것은 지역 관리자가 자유롭게 사용할 수 있는 첫번째 예산이라고 할 수 있으므로, 지난 10년간 지지부진했던 지역당국에 이양된 권한 전체보다도, 이것 하나가 의사결정의 분권화에 더 큰 영향을 미칠 수 있을 것이라는 주장도 있다. 지역에서 수입을 보유하게 되면 직원들이 진료비를 받으려는 동기가 커지는 반면, 더 높은 수준에서 지역간 불평등을 상쇄할 수 있는 자원 배분에 관한 결정을 내리지 않는 한 잠재적으로 지역간 평등에 문제가 될 수도 있다.

두번째로 일단 진료비가 도입되면 수가를 개정할 필요가 생긴다. 여러 나라(예를 들어 보츠와나, 가나, 자메이카, 레소토, 파푸아뉴기니, 터키, 짐바브웨)에서 정부의 수가조정 활동이 필요함에도 불구하고 몇 년동안 수가가 변하지 않았다. 결과적으로 수가가 변하지 않은 채 남아있는 기간동안 정부의 보건의료지출 중에서 진료비를 통해 회수되는 비율이 극적으로 떨어졌다. 이런 경험으로 볼 때 일부 연구에서는 물가상승과 보조를 맞추기 위해 수가를 주기적으로 조정할 수 있는 기전이 사용자 요금부과체계 내부에 있어야만 한다고 결론지었다. 수가조정이 정치적인 활동이 아니라 일상적인 행정활동이 되어야만(예를 들어 수가 수준을 물가지수와 연계시키는 것) 수가정책이 성공할 수 있는 것처럼 보인다.

서비스 수준에 따라 차이를 두는 방안, 질병 형태나 환자 형태에 따라 차이를 두는 방안 등, 수가를 정하는 방법은 여러 가지가 있다. 등록비나 상담료를 고정률로 하거나 처방된 항목이나 진단 서비스의 사용, 재원기간의 수에 따라 다양한 요금을 매기는 것이 가능하다 (WHO, 1994). 케냐에서는 의료기관에 일시적인 의약품 공급 부족이 생기게 되자 고정된 등록비의 인기가 떨어졌다. 현재의 체계는 처방된 항목의 수에 따라 청구하는 것으로 바뀌었다. 카메룬에서는 중앙정부가 정해 놓은 등록비와 의약품비가 혼합된 체계를 사용하고 있다. 의약품비는 지역에서 정하지만, 외딴 지역이나 클로로퀸과 같은 필수의약품은 비용을 보조해 주고 있다. 선호하는 요금설정 방식은 전체적으로 중앙집중화되어 있거나 분권화된 체계라기보다는, 중앙에서 내린 지침을 기준으로 지역마다 특수 사정에 맞게 적용하는 방식이다(WHO, 1994).

모두 다 필수적인 진료를 받을 수 있도록 하기 위해 빈자에게 진료비를 면제시켜주는 기전이 성공적·지속적·효과적으로 기능하고 있는 경험이 거의 없다. 그러나 현실이 이렇다고 해서 진료비 면제기전을 두지 않고 포기하여야 하다는 의미는 아니다. 진료비 면제 정책이 빈민의 서비스 이용에 미치는 효과를 규명하기 위한 연구가 더 필요하고, 이를 통해 제도적으로 좋은 업무성과를 올릴 수 있도록 하는 특성을 알아보고자 하는 것이다.

더 나아가 비용회수를 개선하고 재정계획을 시행 가능한 것으로 만들려면 비용을 줄여야 하며 낭비와 비효율이 축소되어야만 한다. 의료기관에서 지출하는 비용이 낮을수록 필요한 수입도 적어질 것이고 따라서 의료기관에서도 진료비를 싸게 받을 수 있을 것이다 (Burnet-Jailly, 1991; Korte et al., 1992). 지역사회 재정조달 계획을 재정적으로 유지하려면 (예를 들어 바마코 사업에서처럼) 약을 얻는 데 드는 비용을 낮추는 것이 특히 중요하다.

사용자에게 진료비를 받아 보건의료서비스의 운영을 개선시키려면 반드시 적절한 관리 기술과 재정구조가 필요하다. 의료기관에서 진료비를 보유한다고 해서 자동적으로 서비스의 질이 높아지는 것은 아니다. 변두리에 있는 의료기관에서 진료비를 받아 그것을 잘 사용하려면, 직원들이 기본적인 재정관리에 관한 훈련을 받아야 하며, (특히 물가상승률이 높은 상황에서는) 자금을 투자하기 위해 믿을 만한 지역 은행과 거래를 할 수 있어야 한다. 그리고 이외에도 간단한 감사과정을 개발하여 사용하여야 하며, 사용내역을 감독하는 위원회를 지역내에 설립하여야 한다(WHO, 1994). 특히 농촌 지역에서 적당한 지역은행이 없을 경우 진료비 수입이 손실될 수 있다. 가나에서는 물가상승률이 무척 높은 시기에 진료비 수입을 이자가 없는 구좌에 예금하였고 의사결정은 한없이 지연되었다. 케냐에서는 수입을 우체국에 예금하였는데 이로 인하여 보건부와 우체국 사이에 장기간의 갈등과 투쟁이 일어나게 되었다. 와딩턴과 에니메유(1990)에 의하면 가나에 있는 많은 보건의료기관은 자신이 사용할 권리가 있는 자금이 있음에도 불구하고 분명한 자금 사용 지침이 없어서 사용하지 않았다고 한다. 때때로 수가정책의 변화로 인해 보건의료인과 환자들이 상당히 혼란스러워 하기도 한다. 진료비가 확실하지 않다는 점 때문에 비용회수정책이 성공하지 못한다는 주장도 있다(Knowles, 1995). 점차 분명해지는 것은, 수가정책을 성공적으로 시행하려면 '대중에게 공표하고 정보를 제공할 때'는 신중하게 하여야 한다는 것이다.

마지막으로 앞에서 언급한 것들이 모두 다 잘 관리된다고 할 지라도 비용회수정책의 효과를 모니터할 능력이 있는 지역이나 중앙 보건당국은 거의 없다. 특히 아프리카에서는 비용회수를 위한 시행지원과 효과 평가는 대부분 외부의 지원을 받고 있다. 보건부의 일상적인 체계로는 보건의료체계 이용의 수준과 구성요소를 정확하게 모니터할 능력이 없으므로 모니터를 하기 위해서는 특별한 노력을 들여야만 한다. 따라서 표면상 비용회수가 추구하는 보건의료정책의 목표를 시행하고 모니터할 능력을 실질적으로 강화시킬 필요가 있다.

이런 경험으로 유추해볼 때, 정부 보건의료기관에서 진료비를 받는 정책을 통해 빈민의 접근성을 증가시키려면 다음 세 가지 조건을 충족시켜야 한다는 것을 알 수 있다. 첫번째는 '지역에서 진료비를 보유하는 정책'이다. 거둬들인 진료비의 일부 또는 전부는 그 보건의료기관의 경제적 자원이 되어야 한다. 이와 연관된 한 가지 조건은 '진료비 수입을 사용하여 지역주민들이 실감할 수 있도록 질을 향상시키려면 앞에서 언급한 관리능력이 반드시 필요하다'는 것이다. 세번째 조건은 경험적인 것이다. 진료비를 올리고 수입을 질 향상에 사용하게 되면 그 결과 '잠재적인 사용자가 효과적인 진료를 받는 데 드는 비용이 실제로 낮아지는 효과가 있어야 한다.' 이 마지막 조건은 공적으로 제공되는 보건의료서비스의 요금을 받는 합리성 원리는 상대적으로 고립된 지역사회나 이에 상당하는 민간 대체 서비스가 비용(진료비와 차비)과 시간이 많이 든다는 면에서 매우 비싼 곳에서 가장 강할 수 있다고 가정하고 있다.

8. **결론**

비용회수정책은 사람들의 건강추구행위에 폭넓은 영향을 미치고
있다. 수입 증대라는 목적에만 초점을 맞추는 것은 편협하고 위험한
시각이다. 정치가, 행정가와 의료인 간에 보건의료비를 받는 문제에
대하여 공통적인 합의를 도출하기는 어려울 뿐 아니라 이 문제는 정
치적인 발화점이 될 가능성이 있다.

아프리카와 다른 여러 지역에서 이제 대부분 비용회수가 보건의
료서비스의 재정조달과 분배에서 일정한 역할을 하고 있다는 사실을
인정하고 있는 추세이다. 이것은 1980년대 초기에서부터 시작된 주
요한 변화 중에서 대표적인 것이다. 최근의 경험을 보면, 자금을 모
으면서 동시에 형평성을 높이기는 매우 어려우며, 이를 위하여 몇
가지 조치들이 시행되지 않는 한두 가지가 양립할 수 없다는 사실이
분명하게 나타날 수도 있다는 것을 알 수 있다. 또한 지역 수준에서
는 소규모의 돈으로도 서비스 이용가능성을 높이는 데 크게 기여할
수 있다는 것을 알 수 있다.

수입을 올려 이를 모으는 데 성공하는 것은 대부분 빈국에 적당하
다. 수입을 서비스 개선으로 돌리는 것에 관한 문제와 이에 드는 비
용은 실제적이다. 더 나은 질의 보건의료에 대한 접근성을 개선하는
데 수입을 사용하는 데 필요한 조건들 모두를 시행하고 관리하는 보
건부의 역량에 관한 실제적인 의문을 여전히 남겨두어야 한다. 이를
달성하는 비용을 추산하려면, 최근 비용회수가 정부보건정책의 중심
관심사였던 케냐와 같은 나라의 기술지원 비용을 자세히 관찰하는
것이 가장 좋을 것이다. 규모가 작다는 이점과 함께 종종 '숨겨진'
외부지원의 양이 '지역사회 재정조달' 사업의 이런 시행상의 장애를
극복할 수 있게 하는 일반적인 이유가 되는 경우가 될 것이다. 그럼

에도 불구하고 높은 수준의 비용회수의 잠재력은 비용회수를 통하여 보건의료기관의 서비스 질을 높이기 위한 지역사업(예를 들어 카메룬, 베닌, 기니 등)에서 나타나고 있다.

이런 경험을 통해서 우리가 알 수 있는 것은 진료비 수입으로 서비스 질을 높이거나 접근성을 증가시키는 힘든 과정에 주의를 집중시키는 것이다. 지불능력이 가장 낮은 사람들의 수요가 줄어들 것이라는 가장 분명한 예상되는 효과를 피할 수 있다면, 이제 성공적인 비용회수정책을 지원하기 위해서는 조직적인 변화와 관리상의 변화를 동반하는 결합 패키지가 필요하다는 것이 분명해졌다.

이 검토를 통해 보건부문 개혁 목표에 긍정적으로 기여할 수 있는 수가체계의 역량과 관련된 몇 가지 조건을 제시하였다. 가장 중요한 조건은 비용회수정책, 관리 능력, 제도적 발전과 관련된 것이다. 정책의 면에서 형평성과 효율이라는 개혁 목표를 향해 지속적으로 나아가려면 의료기관에서 진료비 수입의 일부 또는 전부를 가지고 질을 향상시켜야 하며 수가체계 자체가 수가를 주기적으로 조정하는 기전을 갖추어야 한다. 또 진료비로 받은 수입 중 지역의료기관 보유분을 사용하여 지역주민이 실감할 수 있는 형태로 진료의 질을 즉각적으로 향상시키기 위한 관리능력과 제도적 능력이 있어야 한다. 모아진 수입을 투자할 만한 지역 기관(예를 들어 은행)도 물가상승으로 인한 손실을 예방하기 위해 필요하다.

다른 개혁이 없이 정부 보건의료기관에서 사용자에게 진료비를 받는 것만으로는 실제 형평성과 효율을 높이기 어려운 것처럼 보인다. 이와 관련된 정책조치에는 첫번째 접촉기관을 우선하는 자원배분의 변화와 2, 3차 기관에서 첫번째 진료를 받는 사람들에게는 추가 요금을 부과하고, 첫 번째 접촉 기관에서 병원으로 의뢰된 사람들에게는 병원 진료비를 받지 않는 등이 있을 수 있다. 이런 일련의 개혁은 한정된 지리적 영역의 주민들의 건강을, 자원분배 권한을 비롯한 전반적인 관리를 총괄하는 조직적 구조를 갖고 있는 한 기관이 책임지고 있다면 더 촉진될 수 있을 것이다. 이런 구조는 특정한 시설에 기반하여 조직된 행정구조에서 하는 것보다 제공자간의 서비스 조정을 더 잘 촉진할 것이다.

비용회수정책이 성공하려면 개혁활동 중에 정책결정과 관리훈련에 관한 내용도 포함되어야 한다. 시행을 지원하는 데 이용할 수 있는 분명한 도구는 거의 없다. 그러나 지역병원 기관에서 수가 수준을 주기적으로 개정하기 위한 방법 중 상대적으로 간단하고 반복가능한 방법이 있다. 수가수준을 지역 내 주요 식량 일정량의 가격과 연계시켜 그 가격 변화에 따라 수가도 변화시키는 방법이다. 자이레의 브와만다 지역(Bwamanda health zone)에서는 이 방법을 사용하여 농촌보건의료사업의 보험료를 조정하였다(Shepard, Vian and Kleinau, 1990).

사용자에게 진료비를 받는 사업이 성공하려면 지역에서 구입가능한 가격으로 약을 지속적으로 공급하는 것이 핵심적이다. 몇몇 연구(Mwabu, Ainsworth, and Nyamete, 1993; Litvack and Bodart, 1993; Wadington and Enyimayew, 1990)에 의하면 사람들은 무형의 서비스보다는 의약품과 같이 유형의 상품에 대해서 돈을 지불하는 것을 더 좋아하는 것으로 나타났다. 낭비와 비효율을 줄이면 보건의료기관의 유지비로 사용해야 하는 비용을 줄일 수 있게 될 터이므로 서비스를 지속적으로 제공할 수 있게 될 것이다. 정부가 의약품 비용을 줄이도록 도와줄 수 있는 여러 가지 도구가 개발되어 쉽게 이용할 수 있다. 이런 도구 중에는 각국에서 어떤 의약품을 구입하는가, 어느 정도의 의약품이 필요한지, 그리고 최소의 비용으로 바람직한 상품을 획득하는 방법과 의약품 보관과 분배의 개선방법, 그리고 바람직한 처방행위를 촉진시키는 방법 등에 대한 조언을 담은 세계보건기구와 다른 기구에서 제작한 문서도 있다(WHO, 1990; WHO, 1988a; WHO, 1988b; MSH, 1984).

빈국에서 비정부 재정조달과 서비스 제공의 규모와 범위는 점점 분명해지고 있다. 보건의료체계 개혁의 초점은 전반적인 체계의 수행도를 개선하고, 덜 직접적인 서비스는 중앙의 보건부에서 공급하는 등 공공과 민간부문간의 책임의 분담을 보장하고, 체계 전반에 대한 모니터와 규제기능을 강화하는 것에 맞춰져 있다. 책임성을 강화하는 것이 강조되고 있다.

일반적으로 보건부의 관리역량은 크지 못하다. 따라서 진료의 질의 개선과 그에 대한 접근 및 추가재원의 중요한 원천이 되는 전국적인 비용회수사업을 위한 계획도 단기적이고 제한되어 있을 뿐이다. 그러나 조직적이고 재정적인 변화 및 제도적인 발전이 동반되는 상황에서, 비용회수는 진료비를 지불할 수 있는 사람이 진료비를 지불하게 하고, 공공부문을 통해 재정이 조달되는 곳에서는 낮은 효과의 서비스에 전비용을 제공하게 하고, 소비자가 마주치는 가격 신호가 보건의료자원의 합리적인 분배를 강화하도록 하는 것을 보장하는 역할을 할 것이다.

제3부
원조수단과 보건의료체계 개발
현 상황 분석

원조수단과 보건의료체계 개발

현 상황 분석

(Aid Instruments and Health Systems Development:
an Analysis of Current Practice)

앤드루 카셀스

보건의료개혁포럼에서 제안된 바에 따라 이 논문은 유럽연합(EU)의 부문정책단위(Sectoral Policy Unit: DG VII/A/1)에 위임되었다. 초안은 1994년 9월 브뤼셀에서 열린 보건의료개혁 포럼의 제3차 회의에서 발표되었다. 최종 보고서에서는 포럼 성원들의 평가와 유럽연합의 제안을 수렴하였다. 세계보건기구는 이 논문을 보건의료개혁포럼의 토론 보고서로 발간하는 것을 허락해 주신 유럽연합에 감사드린다.

감사의 말

많은 사람들이 질문에 응답을 하거나, 아이디어를 제공하거나, 다양한 출판 문서나 내부 문헌을 제공해줌으로써 이 보고서가 나올 수 있었다. 나는 특히 다음 사람들에게 감사를 드리고 싶다.

유럽연합: Francois Decaillet(DGVIII/1/A), Dominique Dellicourt와 Gils Hervio (DGVIII/8), Jurgen Zattler 와 JL Lacube(DGVIII/3)

ODA(영국): Mick Foster(경제학자, WNAMD), David Nabarro(보건 인구 책임자문관), Catriona Waddington(가나의 현장관리자), Gillian Holmes(Know-How Fund 자문관)

DANIDA: Carsten Staur(정책분과 책임자), Rene Christensen(보건 자문관)

WHO: Katja Janovsky 와 Andrew Creese(SHS), John Martin(ICO)

USAID: Bob Emrey(보건영양국 선임 기술자문관)

NORAD: Rune Lea(보건 자문관), Sigrun Mogedal(상담역)

세계은행: Jean-Louis Lamboray(PHN 분과)

Inter-American Development Bank: Ernesto Castagnino(보건교육분과 선임경제학자)

KfW: Wolfgang Bichmann(보건 자문관)

SIDA: Anders Nordstrom(보건 자문관)

이외에도 예일 대학의 안느마리 폴츠와 '보건생명과학파트너십

(Health and Life Sciences Partnership)'의 로저 잉글랜드로부터 귀중한 조언을 많이 들었으며, 지켄 인터내셔널(Ziken International)의 카스 싱글레톤에게서 얻은 유럽연합의 가나에 대한 예산지원에 관한 문건을 통해 귀중한 자료를 얻을 수 있었다.

1. **배경**

　보건부문에서 원조기관들은 원조정책을 분절적인 개별 프로젝트에서 좀더 폭넓은 부문 전체에 대한 지원으로 바꾸고 있으며, 이런 현상은 최근에 눈에 띄게 나타나고 있다. 최근에 제네바에서 열린 세계보건기구 보건부문개혁포럼의 회의에서는 '원조의 형태와 범위에서도 이런 정책변화에 걸맞은 변화가 있는가'라는 문제가 제기되었다. 1994년 4월의 포럼 회의에 이어, 유럽공동체의 부문정책부서(Sectoral Policy Unit)(DGVIII/A/1)는 보건부문에서 활동하는 원조기관들의 보건의료정책과 원조의 범위에 대해서 검토할 것을 요청하였다.

　이 글은 일부 원조기관의 문서를 검토하고, 그곳에서 일하는 개인들과 면접을 하여 작성한 것이다. 현재 진행되고 있는 보건부문정책의 흐름을 규명하고, 이런 정책들이 여러 형태의 원조수단을 통하여 어떻게 증진되고 있는가 하는 논의에서 나타나는 핵심적 요소를 알아보려는 것이 목표이다. 이 검토는 어쩔 수 없이 어느 정도 부분적인 것이 되어야 했다. 모든 기관과 그것의 정책과 사업을 포괄적으로 검토하려고 하기보다, 이 글은 보건의료부문에서 원조의 효과에 관한 논의를 분석하고 촉발하기 위한 하나의 틀을 개발하는 것을 목표로 삼았다. 특정 이슈를 둘러싼 논의를 보여주기 위하여, 원조기관의 정책, 사업, 활동에 대한 상담내용과 특정 국가의 경험을 제시하고 있다.

　이 글 제2장에서는 검토의 틀을 개발하여 제시하고 있다. 이 틀에는 세 가지 주요 요소가 있으며, 그것은 보건의료체계 개발과 보건의료부문 개혁에서의 의제 변화, 보건의료부문에서 원조기관의 지원목표, 원조의 유형이다. 제3장에서는 보건의료부문에서 원조의 효과

에 관한 현 이슈의 범위에 대해 논의하고 있다. 마지막장은 논의에
등장하는 주요 주제들을 요약하고, 몇 가지 잠정적인 결론과 앞으로
의 활동을 제안하고 있다.

2. 검토의 틀

2.1 보건의료체계 개발과 보건의료부문 개혁: 변화하는 의제

개발도상국에 대한 원조의 제공과 관련하여 원조기관의 사고에 두 가지 경향이 분명히 나타나고 있다. 한편에서는 정부가 내적·외적 시장을 자유화하기 시작함에 따라, 일반적으로 거시적인 정책논의에서는 점점 더 공공지출관리, 보다 구체적으로는 보건의료와 같은 핵심적인 공공서비스의 제공과 관련된 정부의 역할로 논의의 초점이 맞춰지고 있다. 동시에 개별적인 보건부문 프로젝트의 효과는 정책과 제도적 환경의 제약을 받는다는 사실에 대한 인식도 확대되고 있다. 따라서 이런 여러 가지 견해로부터 보건의료와 같은 특정 부문을 보다 포괄적으로 분석하는 것과 보건부문이 작동하는 거시경제적·제도적·정치적 맥락이 중요하다는 데 의견이 모아지고 있다.

보건의료부문 내부에서도 점차 보건의료부문 개혁이 강조되고 있다. 그러나 보건의료부문 개혁이라는 용어가 유용한 용어이기는 하지만, 보건의료개혁이라고 할 때 항상 적용되는 보편적인 조치는 없다. 또한 개혁이라는 용어는 상대적으로 단기간의 변화과정을 의미하는 반면, 대부분의 원조기관들은 수혜국들에게 필요한 것은 지속적인 정책과정, 제도적이고 체계적인 발전이며, 따라서 동반자 관계의 형태가 확장되고 유연해져야 한다고 생각하고 있다.

필자가 상담하였던 여러 원조기관은 최근에 자신들의 보건의료부문의 정책을 개정하였거나 아니면 정책을 수정하는 과정에 있다. 보건부문 전반에 기초한 접근법과 함께, 정책과 제도개혁의 분야에 관한 여러 가지 일반적인 관심이 생겨나고 있으며, 그 중에는 다음과 같은 것도 있다.

- 보건부문의 개혁을 공공부문과 행정서비스, 특히 인력과 재정 관리에 관한 개혁과 연계시킨다.

- 보건부문에 속한 기관내에서 또는 지방정부나 자치지역, 또는 병원이사회로 기획과 관리를 분산시킨다.

- 정책개발, 우선순위 설정, 자원배분과 수행과정의 모니터에 관한 보건부의 역할이 변화하는 것을 반영하여 보건부를 재조직한다.

- 사용자에게 진료비를 받거나, 지역사회에서 재정을 조달하거나, 의료보험을 도입함으로써, 보건의료재정조달 방안을 확대한다.

- 새로운 조직적 관계에 맞춰 관리, 지원, 모니터링 시스템을 강화하고 개혁한다.

- 민간부문과의 관계에 관한 정책을 자유화시키고, 민간 제공자와 보다 밀접하게 관련을 맺고 일할 수 있는 구조와 체계를 개발한다.

- 대중들이 보건의료서비스 제공에 보다 큰 영향을 발휘할 수 있는 체계를 개발한다.

이런 정책과 제도적인 이슈에 대한 관심이 증가함에도 불구하고, 보건의료 기관내에서 그리고 기관간에 보건의료 부문 정책에 관한 상당한 의견 차이가 있다.

- 보건부문의 지출을 보다 자세히 분석하면, 특정한 보건의료서비스 제공 측면(예를 들어 생식보건, HIV/AIDS, 어린이 생존 등)에 비해 보건의료체계 개발의 중요성이 상대적으로 얼마나 강조되고 있는가에서 큰 차이가 난다.

- 세계보건기구와 같은 특정 보건기관이나 쌍무조직의 보건의료 예산으로 다른 부문(교육, 주택, 고용 등)을 지원하고, 이런 방법을 통해 보다 폭넓은 방식으로 보건의료발전을 증진하여야 한다.

- 정책과 제도적 의제 안에서 일부 기관은 특정 전략(지역사회 재정조달 또는 사용자 요금부과)의 증진을 선호한다. 또 다른 기관은 정부의 보건의료 재정조달 방안 분석을 도와주는 데 있어서, 더 실용적이고 그 국가에 특정한 견해를 채택하는 것을 선호한다. 특히 관리된 시장(managed-market) 개혁과 관련되어 선진국의 경험에 기반한 변화를 도입하는 것이 바람직한가에 대해서는 견해의 차이가 있다.

- 대부분의 원조기관이 지역과 관련하여 분권화라는 일반적인 개념을 지원하기는 하지만, 각 기관에서 선호하는 전략은 서로 다르다. 일부 기관에서는 자신들이 특정 지역을 지원하는 데 초점을 맞추고, 일부 기관은 국가적 관점에서 지역의 발전을 지원하고 있다.

이처럼 보건의료부문내의 상대적인 우선순위와 강조하는 전략이 다르기 때문에, 그에 따라 지원이 제공되는 방식도 다르다.

2.2 원조지원의 목표

제도와 정책개혁의 정확한 특성과 관계없이, 원조기관에서 제공하는 재정적이고 기술적인 지원은 여러 가지 관련 목표를 충족시키는 것을 목표로 한다.[1] 원조기관의 지원 목적은 다음과 같다.

- 기본 진료에 대한 접근을 보장하기 위해 보건의료부문이 이용할 수 있는 재원이 충분하도록 보장한다.

- 공공재원의 효율적이고 형평성 있는 사용을 향상시킨다.

- 정책 및 제도개혁의 형성, 채택과 시행을 촉진한다.

- 개혁과정의 중단을 막는다.

- 원조에 대한 의존성이 굳어지는 것을 피한다.

기술적인 전략에는 차이가 있지만 주요 원조기관 대부분이 이런 일반적인 목표를 공유하고 있다. 따라서 이를 기본틀로 하여 원조가 제공되는 수단이 적절한지 여부를 시험할 것이다. 이 글 제3장에서 이 틀을 기초로 현황을 분석하고 있다.

---

1) 이 고찰에서 이용된 원조의 목적은 미크 포스터(Mick Foster)의 논문 「아프리카의 경제 개혁에 관한 ODA(Official Development Assistance) 재정지원의 미래 (The Future of ODA Financial Support to Economic Reform in Africa, ODA)」 (1994)로부터 인용하였다. 필자는 이 글의 후반부에 있는 많은 소재들을 구성하는 데 이 문헌에 상당히 의존하였다.

2.3 **원조수단: 유형학**

원조수단(Aid instruments)에 관해 논의하려면 공통 어휘집이 필요하다. 이것은 복잡한 분야이며 정의상의 문제에서 헤어나오지 못하게 되는 경우가 많다. 다음에 있는 것은 필연적으로 단순화된 것들이다.

형태, 경로, 체계[2]

원조가 제공되는 방식을 살펴볼 때 다음과 같은 것들을 구별하는 것은 유용하다.

- 원조의 형태: 프로젝트 원조, 프로그램 원조 또는 부문 원조로 제공되는지, 아니면 차관이나 보조금의 형태 또는 균형지불 지원, 예산 지원, 대충자금(counterpart funds), 타임 슬라이스 오퍼레이션(time slice operations), 노하우 펀드(Know-How Funds), 기술적 지원 등의 형태로 제공되는지

- 원조자금이 제공되는 경로: 쌍무 또는 다국적 기관, 국제원조단, 계약자, 비정부기구 등

- 원조체계: 원조정책을 만들고 시행하는 체계와 원조기금의 관리 및 회계 체계

어떤 형태의 원조가, 어떤 경로를 통해 제공되며, 어떤 체계하에서

---

2) 이 틀은 그레그 툴민과 네일 그레고리가 1993년 7월에 준비한 ODA 문서 「개발도상국에 대한 쌍무 원조: 목표를 달성하기 위한 경로, 형태와 체계」에서 얻은 것이다

관리되는가에 따라 원조의 효과는 달라질 것이다. 현재 여러 원조기관에서 관심을 갖는 사항은 특히 프로젝트와 프로그램 원조 사이의 균형을 취하는 형태이다. 따라서 이런 용어의 의미에 대해 보다 자세히 검토하는 것이 유용할 것이다.

프로젝트 원조

전통적으로 보건의료부문에 대한 원조 중 많은 비율이 프로젝트 원조(Project aid)의 형태로 제공되어 왔다. 이는 다음과 같은 여러 가지 공통적인 특성을 가지고 있다.

- 프로젝트는 보건부문에 직접 자원을 제공한다. 여러 경우에 이 자원은 걸러지지 않고, 전체적으로 정부 예산에 추가되는 자원이 된다.

- 프로젝트는 분리된 활동으로 평가된다. 각 프로젝트의 계획된 투입, 활동, 목표는 원조자와 수혜자 사이의 협의를 통해 결정된다. 정의, 설계, 평가, 승인 과정이 장기에 걸쳐 진행된다.

- 프로젝트는 보통 여러 가지 형태의 투입이 결합된 것이며, 자본 및 경상 지출과 지역내외에서의 상품과 서비스의 구입 및 기술적인 지원 등이 포함된다. 그리고 전통적으로 자본 투자와 해외 비용은 정기적으로 현지에서 이루어지는 지출보다 원조자들에게 선호되었다.

프로젝트 지원의 규모와 범위는 한 지역이나 한 프로그램에서부터 한 부문이나 하위부문에서의 활동전반에 영향을 미치는 복합적인 프로젝트까지 다양하다. 프로젝트는 보조금이나 차관을 재원으로 하기도 한다.

프로그램 원조

프로그램 원조(program aid)는 일반적인 용어로, 다양한 형태의 원조를 기술하는 데 사용된다. 여기에는 외환, 수입 신용장(import credits), 상품이나 식량 등의 제공[3]이 있을 수 있다. 이런 형태의 프로그램 원조는 민간부분에 판매되어 지역통화(대충자금: counterpart funds)를 창출하고, 이는 일반적인 정부지출이나 하나 이상의 특정 부문에 대한 지출을 지원하기 위해 이용할 수 있게 된다. 프로그램 원조를 제공하는 원조기관은 일반적으로 수혜자가 대충자금을 사용하는 방식을 일부 통제할 수 있다. 보건의료부문에서 프로그램 원조로 조성된 대충자금의 이용이 증가되고 있다.

필자는 특정한 기구에서 사용되는 원조수단을 의미할 때를 제외하고는, 대충자금(한 가지 이상의 의미를 갖고 있다)이나 프로그램 원조(보건이나 부문 프로그램에 대해 말할 때 혼동을 일으킬 수 있다)라는 용어보다는 예산지원[4]이라는 용어를 사용한다. 다시 설명하자면, 예산지원은 보건의료부문에서 지출할 수 있는 다양한 형태의 프로그램 원조를 통해 조성된 자금을 의미한다.

예산지원은 프로젝트 원조와 대비되는 여러 가지 특성을 가지고 있다.

---

3) 프로그램 원조에 적용되는 용어는 관련 원조기관에 따라 달라진다. 예를 들어 USAID는 프로그램 원조를 비프로젝트 지원(Non-Project Assistance)이라고 하며 이에는 상품수입 프로그램, 농산물의 판매(공공법 480, 제1조), 현금 이전 (cash transfer)이라는 세 가지 기본적인 프로그램 형태가 있다. 유럽공동체의 프로그램 형태도 이와 비슷하게 구조조정제도, 부문수입프로그램, 식량원조라는 세 가지이다.

4) 특정한 상황에서 프로그램 원조로 만들어진 지역 통화가 특별예산의 경로를 거칠 수 있으므로 이 용어가 전적으로 만족스러운 것은 아니다.

- 예산지원에서 자원을 이전하는 유일한 방법은 프로그램 원조를 제공하는 것이다. 이렇게 조성된 지역 통화는 예산을 통해서 정부지출을 지원하기 위해 사용된다. 이럴 경우 전반적인 공공지출 프로그램에서 기획한 증가분까지는 보건의료부문에 대한 추가자금이 된다. 예산지원을 시행할 경우, 정부가 다른 곳에서는 사용할 수 없다는 예산상의 의무를 준수할 수 있게 되므로 자원을 보장하고 보호하는 방식이 될 수 있다.

- 예산 지원은 보통 '빠른 지불'로 간주되며 프로젝트 원조와 같이 승인 절차를 밟을 필요가 없다. 일반적으로 원조기관과 수혜자는 전반적인 보건부문 지출의 분석에 기반하여 합의를 이룬다.

- 예산 지원의 경우 (프로젝트와 비교해 볼 때) 보통 더 많은 돈을 사용하는 경향이 있다. 예산지원이 프로젝트 지원을 보충하거나 프로젝트와 연결되어 있을 수는 있지만, 일반적으로 기술 지원 그 자체를 포함하지는 않는다.

대부분 예산지원을 제공할 때는 거시경제정책 또는 보건부문 내부의 정책적·제도적 개혁 등에 관련된 조건을 지정한다. 그뿐 아니라 예산 지원에서 온 자금은 보건의료와 같은 특정 부문에 지출해야 한다거나 보건부문내의 특정 지출에 사용되어야 한다는 조건이 붙어 있는 경우도 있다. 그러나 필자가 개별적인 원조기관의 활동을 검토하여 본 결과, 프로젝트와 예산지원 사이의 차이가 앞에서 얘기한 것처럼 그렇게 분명하지는 않았다. 예를 들어 한 원조기관에서 조건부 예산지원이 비효과적이라고 생각할 경우, 그들은 정부 이외의 조직, 즉 비정부기구에서 운영하는 지역사회보건 프로젝트를 통하여

자금을 전달하고자 할 수도 있다. 예산지원을 통해 만들어진 지역통화는 원조기관에서 제공하는 프로젝트의 지역 비용으로 사용하는 경우도 있다(예를 들어 USAID[5]). 이런 방식으로 나아가면 예산지원과 프로젝트 원조를 구별하기가 어려워질 것이다. 다음 표는 상황을 단순하게 요약한 것이다.

프로그램의 원조는 정부예산하에서 다음과 같은 것들을 투입한다.
외환, 상품, 식량

↓

이런 투입물의 일부는 다음 목적을 위하여 판매된다.
지역자금(counterpart funds)이나 예산지원으로 이전될 수 있는 지역 통화를 조성한다.

↓

예산지원자금에서 온 자금은 일반적으로 미리 사용처가 정해져 있고 다음과 같이 지불되고 있다.
정부예산의 한 부분으로 또는 특정한 상황에서는 특별예산기전을 통하여

↓

지불과 예산지원의 지출은 다음과 같은 방식으로 원조기관의 영향을 받는다.
조건부와 지정기탁방식을 이용하거나 또는 특별자금을 사용하는 방법(원조기관에서 자금을 제공하는 프로젝트, 비정부기구 등)을 구체적으로 정한다.

부문 원조

여러 원조기관에서 부문 원조(Sector aid)라는 용어[6]를 자주 사용하고 있다. 예산지원이나 프로젝트 지원과는 달리 부문 원조는 하나의 특정한 형태의 원조를 말하는 것이 아니다. 이것은 정책 수준에서 보건의료부문 개발에 대한 보다 포괄적인 접근방법이 필요하다는 합의가 이루어졌다는 것을 의미한다.

보건의료에 관한 부문원조의 경험은 그리 많지 않지만, 특징은 무엇을 하고 있는가(practice)를 기술하기보다는, 원조의 의도를 개괄적

---

5) 미국의 대외원조기금(Agency for International Development)(―역자 주)

6) 이 경우도 여러 용어를 사용할 수 있다. 예를 들어 DANIDA(Danish International Development Assistance)에서는 '부문 프로그램 원조(sector program aid)'라는 용어를 사용한다.

으로 기술하는 방식으로 변화하고 있다. 부문 원조에서의 핵심은 부문의 필요를 포괄적으로 분석하고 그에 기반하여 원조를 제공한다는 것이다. 이는 수혜국 정부와 함께 수행하며, 가장 이상적인 것은 주요 원조자들이 함께 활동하는 것이다. 이런 분석을 할 때는 보건의료 부문이 속해 있는 경제적이고 정치적인 상황을 계산에 넣어야 한다.

원조수단의 면에서 보면 부문 원조는 예산지원7)을 제공받는 또는 받지 않는 많은 프로젝트 구성요소들로 이루어져 있는 것처럼 보인다.프로젝트 원조와 비교하여 예산 지원의 상대적인 중요성과 프로젝트 원조의 요소가 설계, 관리, 시행되는 방식은 그 목표를 달성하는 데 있어서 원조의 효과에 영향을 미칠 것이다.

---

7) ODA는 부문원조(sector aid)를 A형과 B형으로 구분하는데, A형은 전체적인 공공지출 프로그램과 연결되어 있는 조건이 있는 신속히 지불되는 자금으로 구성되어 있으며, B형은 특정 부문에 대한 것으로 신속히 지불되는 예산지원을 자본 개발(capital development)과 기술지원(technical assistance)을 위한 프로젝트 원조(project aid)를 포함하는 패키지의 한 부분으로 연계시킬 수 있다.

3. 현 상황의 분석

여러 가지 원조제공 형태와 경로, 체계의 적절성에 대해 좀더 조직적으로 논의하기 위하여 이제 원조를 위해 정의된 다섯 가지 일반목표를 다시 검토하고자 한다. 그뿐 아니라 원조기관의 조정과 재정적인 책임이라는 두 가지 중요한 문제를 검토할 필요가 있다.

3.1 기본적인 보건의료에 대한 접근을 보장하는 적절한 재정 지원

대부분의 개발도상국은 국내 자원이 부족하여 자국민들에게 기본적인 보건의료를 제공하기 어렵기 때문에 원조기관으로부터 재정지원을 요구한다.

원조기관에서 여러 나라에 재정을 지원해 주는 이유는, 현지의 재원이 부족하여 국가에서 국민들에게 기본서비스를 제공하기가 어렵기 때문이다. 이는 자원이 절대적으로 부족하기 때문에 생기는 일이며, 보건의료의 우선순위가 생산부문이나 군사비 지출보다 낮은 지역에서는 정부지출의 우선순위가 왜곡되어 있으며, 보건의료부문 내의 투자결정이 부적절하게 이루어지고 있다. 또 이런 상황은 거시경제적 조정과정에서 공공지출을 삭감하라는 압력으로 인해 더 악화될 수 있다. 따라서 현재 보건부문의 재정이 최악의 상황을 보이고 있는 여러 나라에서는 물적 자본이 심각하게 줄어들고 자원이 부족하며 노동력의 질과 사기가 떨어지는 결과를 보이고 있다.

자금이 더 필요하다는 것은 분명하지만, 프로젝트 지원을 통해서 이 목표를 달성하기에는 여러 가지 제약이 있다. 이미 최빈국들에서는 너무나 많은 프로젝트가 시행되고 있으며, 이런 국가에서는 행정 및 관리 역량이 부족하기 때문에 프로젝트 시행에 필요한 상세한 설계와 모니터링을 하기도 어렵다. 그리고 최근까지 프로젝트를 시행할 때 그 지역의 필요를 중요하게 고려하지 않았다. 예를 들어 운영유지비의 지원이 필요한 곳에서도 자본 개발에 초점을 맞추는 경향이 있었다. 그뿐 아니라 프로젝트의 포괄범위가 상당히 제한되어 있는 경우가 많고, 필요에 비해 이전되는 자원의 양은 상대적으로 적다. 따라서 예산지원이 반드시 필요하다.

원조기관에서는 주로 구조조정 자금에 사회부문에 관한 조건을 붙이는 방법을 사용하여 이런 문제에 대처한다. 각국 정부는 세계은행이나 다른 관련 원조기관으로부터 일반적인 예산지원을 받을 수 있는 요건에 맞추기 위하여, 보건의료에 배분되는 예산의 비중을 높이고자 할 것이다. 최근 아프리카 국가들의 보건의료부문 개혁을 검토해본 결과8) 세계은행은 구조조정차관(Structural Adjustment Loans)은 11%를, 부문조정차관(Sectoral Adjustment Loans)은 24%를 사회정책개혁의 조건 및 특정활동으로 포함시키고 있다고 한다. 세계은행의 보건 및 인구 프로젝트 차관(Health and Population Project Loans)에서는 정부 수입에서 보건의료에 분배하는 비율을 증가시킬 것을 조건으로 달고 있다. EU와 같은 다른 원조기관도 예산지원 자금은 보건의료와 교육부문에서 사용하도록 지정하고 있다.

그러나 이런 기전을 사용하면 이론적으로는 보건의료발전을 위한 가용자원의 양이 증가될 수 있지만, 실제로는 상당한 어려움이 발생한다.

- 구조조정 차입금은 일반적으로 거시경제적 조건과 연결되어 있다. 일반적으로 이것이 도움이 될 것으로 인식되기는 하지만, 만

---

8) D. 도날드슨의 「아프리카에서의 보건의료 부문개혁: 오늘날까지의 교훈」이란 이 논문은 1993년 4월 세네갈의 다카르에서 있었던 아프리카 아동을 살리기 위한 토론회(Child Survival Forum in Africa)에서 발표되었다.

약 국가의 거시경제개혁 프로그램이 궤도에서 이탈하여 차관 지불이 정지된다면 보건의료부문 자금은 줄어들게 될 것이다.

- 자금의 절대량이 증가한다고 해서 빈민이나 다른 취약집단에게도 부유층과 같은 혜택이 갈 것이라고 보장할 수는 없다. 부문 내에서 자원을 분배하는 체계가 비효율적이거나 형평성이 떨어진다면, 증가분이 비효율적인 서비스에 이용되거나 이미 서비스를 잘 받고 있는 사람들을 위해 이용될 수도 있다.

- 예산지원에서 온 자금이 조직적인 정부 경로를 통해서 지불되므로, 지불지연이나 전부문에 걸쳐 지출에 영향을 미치는 일방적인 인출 제한(drawing limits)의 대상이 될 수도 있다.

여러 가지 조건을 붙였음에도 불구하고 원조기관이 정부가 실제로 보건의료부문의 지출을 늘일 것이라고 신뢰하지 못하거나 또는 부문 내 자원배분기전이 아주 취약한 곳에서는, 특별예산(extra-budgetary)이라는 경로9)를 이용하거나 예산지원 중에서 보건의료나 보건의료부문에 대한 지출로 지정하는 경향이 있다.

그러나 이런 전략은 모두 그 나름대로 문제가 있으며, 이는 주로 행정체계가 취약한 국가에서 시행되는 경우가 많기 때문에 문제가 된다. 이 두 경우 모두 원조기관과 수혜국에서 지불과 지출을 모니터하는데 드는 업무부담이 증가하게 될 것이다.

일부 기관10)에서는 현재 보건의료부문 개혁에 대한 열의가 높은

---

9) 특별예산 경로는 구조조정자금이 정지되어 있을 때도 활용할 수 있다. 예를 들어 페루의 경우 CIDA(Canadian International Development Agency)의 예산지원이 독립적인 개발재단(Development Foundation)을 통해서 제공되었고 소규모·보건 및 복지 프로젝트에 대한 자금으로 사용되었다.

10) 예를 들어 세계보건기구의 ICO(Division of Intensified Cooperation with Coun-

나머지 원조기관에서 지원을 받는 보건의료 지출의 절대액이 증가해야 할 필요성이 간과될 위험이 있다고 주장하고 있다. 분명한 것은 정부에서 반드시 기본 서비스를 유지, 개선해야 한다는 점이다. 동시에 예산지원에서 온 자금을 받으면 정부가 필요한 개혁을 연기할 수 없다는 것이 중요하다. 핵심적인 문제가 자원의 절대적인 부족인지, 아니면 부문내에서 자금이 분배되고 사용되는 방식인지를 파악하기 위하여, 보건부문을 분석할 필요가 있다. 대부분의 국가에서는 기본적인 보건의료를 제공하기 위한 원조기관의 지원이 정책이나 제도적 필요성 및 예산상의 개혁 필요성과 연결되어 있다. 다음 두 절에서는 이 목표에 대하여 기술하고 있다.

3.2 공공재원의 보다 효율적이고 형평성 있는 이용

> 보건의료부문에서 공공재원은 만성적인 불균형 분배가 이루어지고 있다. 원조가 이 상황을 더 악화시켜서는 안된다.

여러 나라에서 보건부문에 공공재원이 분배되는 방식은 상당히 불균형적이며, 이는 주로 만성적인 현상이다. 예를 들어 자본비와 경상비, 임금과 운영비 지출, 3차 진료와 1차 진료, 도시와 농촌의 지출간에, 그리고 그외 여러 측면에서 배분상의 문제가 있다. 원조기관에서 지원할 때는 적어도 이런 불균형을 더 악화시키지는 않는 것을 목표로 삼아야 할 것이다. 이상적인 방향은 공공재정 분배의 형평성과 효율성을 높이는 것을 목표로 삼는 것이다.

전통적인 프로젝트 원조를 제공할 경우 다음과 같은 여러 방식으로 정부재정 분배 방식이 왜곡되거나 왜곡된 방식이 유지될 수 있다.

---

tries) 모임에서는 최빈국에서는 원조자금이 크게 증가하지 않으면 가장 기본적인 보건의료조차도 공급할 희망이 없다고 주장하였다.

- 프로젝트는 경상비를 지원할 수 있고 지원하는 경우가 점차 늘고 있으나, 소규모의 단일 중재 프로젝트나 대규모 사업에서는 그러할 수 없다. '거대한 재정 부족의 바다에서 원조기관에서 지원받은 섬'을 통해 얻을 수 있는 것은 거의 없다.[11]

- 여러 나라에서 원조기관의 자금을 받아 수행하는 프로젝트는 원조기관에서 정한 우선순위에 따르게 된다. 이는 보건의료에서 무시되고 있는 측면(예를 들어 생식보건)에 대한 실질적인 관심이 있기 때문이기도 하고, 또 이것이 건강수준의 특정 측면에 분명한 효과를 보여주는 방식이기 때문이기도 하다. 프로젝트 재원이 인기있는 중재사업에 이용될 수 있기 때문에, 정부 자원은 '우선순위'가 높은 다른 사업에 사용할 수 있다. 예를 들어 2, 3차 병원과 같은 신뢰할만한 보건의료체계에 필수적이기 때문에 유지되어야 하는 것이나, 목소리 높은 정치적 로비활동이 있는 사업 등이 그런 것들이다. 어떤 경우도 프로젝트 자금을 이용할 수 있다고 해서, 전반적인 우선순위를 반영하는 정부 예산을 개발하는 데 도움을 주는 것은 아니다.

- 프로젝트 자금은 보건의료 관리자에게 아주 매력적이다. 이 돈은 더 빨리 지불되고 더 유연하게 사용할 수 있다. 이것은 행정 환경이 경직되어 있는 곳에서는 물품을 확보하는 데 큰 도움이 될 수 있다. 그러나 여행, 감독 및 장비와 같은 핵심 항목에 대한 지출이 줄어드는 결과를 빚을 수 있다. 따라서 재정부에서 이를 잘못 이해할 수도 있다.

요약하자면 보건의료에 관한 전반적인 공공지출을 검토할 때 또

---

11) 포스터, 앞의 글, 1994.

는 불어권에서 TOFE(le tableau des operations financières de l'ètat) 라고 불리는 국가 재무제표를 작성할 때 프로젝트 자원을 감안해야 하며, 그렇지 않을 경우 이미 부적절한 투자 기획이 더욱 악화될 수 있다.

예산 지원은 자금이 정부 예산을 통하여 정상적으로 지출된다는 장점이 있다. 이 기전은 정부지출에서 보건의료에 할당되는 비율을 늘이는 방식을 사용하거나, 또는 예산상의 경상비12)를 충족시킬 수 있게 자금을 사용하는 방식으로 보건부문에 추가 자금을 제공하여 왔다. 여기에는 예산 지원을 결정할 때 부문내의 배분과 지불 절차 에 대해 다시 논의해보지 않는 한, 형평성이나 효율성이 떨어지는 기존의 지출형태가 계속 유지될 수 있다는 문제가 있다. 보건부문에 상당한 양의 예산지원을 제공하는 기관(특히 EU나 USAID)에서는 지원예산의 사용처를 어느 범위까지 지정하여야 하는가에 대해 논의 하고 있다. 사용처를 지정하면 원조기관뿐 아니라 수혜국에도 확실 히 도움이 되기는 한다. 자금의 사용처를 정해 놓으면 부문내의 다 른 부서나 다른 부처에서 그 자금을 사용하는 것을 막을 수 있다는 장점이 있을 수 있다. 그러나 잠재적인 문제도 적지 않다.

- 정부수입이 갑자기 줄어들면 지출이 삭감될 수밖에 없다. 예산 지원이 전체적으로 보건부문에 사용하도록 정해져 있으면 그 자금은 보호받을 것이다. 그러나 자금이 보건부문내 특정 지출 에 사용하도록 되어있다면, 정부에는 삭감액을 적당히 분배할 수 없게 될 것이다. 예를 들어, 모자보건이나 지역서비스를 줄일 수 없다면, 다른 예산선은 훨씬 더 많이 삭감되어야 할 것이다.

---

12) 이 두번째 효과는 가나와 같이 유럽연합의 SAF(Special Assistance fund) 자금 을 원조받는 국가에서는 특히 중요하다. 임금이 아닌 경상비로 책정되어 있는 예산배분은 수입의 부족으로 실제로 거의 이용할 수가 없다. 예산 지원은 이런 문제를 극복하도록 도와주며 따라서 자원이용의 효율을 증가시키고 있다.

자원이 부족한 체계내에서 이런 일이 발생하면, 예를 들어 병원 진료와 같은 부분에서는 심각한 문제가 발생할 것이다.

- 예산의 어느 부분을 지정할 것인가에 대해서도 주의를 기울일 필요가 있다. 특정 서비스를 지정할 경우 수직적 보건사업에 자금을 지원하는 것과 다소 비슷한 효과―시행 담당자들이 결정권을 행사할 수 없게 되며 의사결정의 집중화를 초래하는 효과―를 보이게 된다. 이것은 예산지원이 분권화를 증진시키는 데 이용될 수 없다는 말만 하지 않는 것과 같다. 따라서 지정 기탁이 제도와 정책개혁에 해가 되지 않고 지원하는 방향으로 사용될 수 있도록 보장할 필요가 있다.

- 예산지원을 할 때 효과적으로 지정하려면 정부예산의 구조와 자금이 실제로 사용되는 방식을 이해하고 있어야 한다. 예산지원이 지역차원의 활동이라고 제한한 1차 보건의료에만 이용되어야 한다든지, 아무런 예산 제한 없이 예방적 서비스에만 사용되어야 한다고 정하는 것은 아무 쓸모가 없다.

원조기관에서 예산 지원의 지출을 통제하는 방식은 각양각색이다. 회계와 관계 없이 특정 개혁을 완성하는 데 주안점을 두는 경우도 있는 반면, 이와는 반대로 청구서를 근거로 특정 지출에 대한 보상을 받는 경우도 있을 것이다. 그러나 원조기관별로 요구하는 방식이 다르다기보다는, 오히려 원조기관에서 해당 국가의 예산과 행정체계를 분석한 이후에 다른 방식을 요구한다. 따라서 결국 행정 및 예산체계가 가장 취약한 나라에 가장 복잡하고 노동 집약적인 행정을 요구하는 어려운 문제에 다시 봉착하게 된다. 또 이는 몇몇 원조기관의 경험으로 얻은 교훈, 즉 예산지원만으로는 원조행정비[13])(cost aid administration)를 줄이지 못한다는 점을 강조하고 있다.

정부자원배분의 효율과 효과를 개선시키는 목적으로 되돌아와서 현재의 활동을 분석해보면 프로젝트 원조와 예산 지원 중 어느 것이 바람직한가 하는 것이 논쟁의 핵심이 아니라는 것을 알 수 있다. 대신에 핵심적인 문제는 원조가 보다 합리적인 예산체계의 발전을 촉진하는가 아니면 손상시키는가의 정도에 관한 것이다. 전통적인 프로젝트에 많은 결점이 있기는 하지만 이런 결점들이 결코 불가피한 것은 아니다. 예산체계의 개혁을 지원한 프로젝트 원조의 좋은 사례가 바로 DANIDA에서 잠비아의 보건부문에 대한 원조이다. 자금이 프로젝트 지원으로 제공되었지만 전국가적으로 경상비를 지원하였고 정부예산에 반영되어 지역 관리팀에 의해 프로그램화되었다.

3.3 **정책과 제도적 개혁의 형성, 채택, 시행의 촉진**

> 보건부문 개혁은 어느 정부에서나 복잡하고 정치적으로 위험한 과제이다. 여러 가지 형태의 원조과정을 가장 효과적으로 증진시킬 수 있는 방법은 무엇인가?

개발도상국에서 보건부문의 여러 가지 문제들을 해결하려면 적절한 조직 및 체계의 발전과 더불어 정책과 제도의 개혁이 필요하다. 이것은 어느 정부에서나 복잡하고 정치적으로 어려운 과정이다. 예산 지원과 프로젝트 원조는 성공의 정도는 다 다르지만, 모두 개혁을 촉진하는 데 사용되어 왔다.

---

13) 예를 들어 USAID는 1991~95년 사이에 가나의 교육부문에 NPA의 미화 3500만 달러를 제공할 계획을 갖고 있다. 모니터링에는 외국인 1명이 전일제로 일하고 그 지역의 회계회사가 참여하였는데 모니터링 비용만 전체 지출의 12% 또는 미화 300만 달러를 지출하는 것으로 추정되었다(Singleton, 1993).

각국의 경험

과거의 경험을 잘 분석하여 정리해 놓은 문헌은 그리 많지 않고, 현재 가지고 있는 평가에서 얻을 수 있는 메시지는 분명하지가 않다. 세계은행의 한 연구[14]에 의하면, 임금정책을 제외한 사회부문의 조건을 충족시킨다는 측면에서 볼 때 다른 정책개혁 부문에서의 국가 성과는 뒤떨어진다고 한다. 이 연구에서 사회정책조건의 59%, 그리고 필요한 활동의 55%만이 완전히 시행된 반면, 다른 영역의 시행률은 79%에 달하였다.

어떤 조건이 충족되었고 자금이 지불되었는가의 정도에 기초하여, USAID의 비프로젝트 원조(Non-Project Assistance)는 성공에 영향을 미치는 일부 요인을 규명하였다.[15] 예상한 바와 같이 결론은 다음과 같다. 성공은 ① 촉구하는 개혁의 형태와 ② 개혁이 일어나고 있는 정치적·제도적 환경, ③ 정치적인 지원의 정도와 개혁의 주창자, 그리고 마지막으로 ④ 프로그램이 기술적 지원에 의해 설계, 관리 및 지원되는 방식에 따라 달라진다. 폴츠의 논문은 특히 니제르와 나이지리아에서 NPA를 이용한 경험을 대조해 봄으로써 이런 결론을 이끌어내는 데 도움이 되었다.

니제르에서는 1986년부터 6개 지역에서 정책 및 제도개혁에 대한 5개 부문에 미화 1천5십만 달러가 유입되었다. 인구 및 가족계획의 개혁뿐 아니라, 이것은 비용회수를 도입하고, 병원에 비용절감 조치를 시행하고, 국가 예산에서 자원배분을 변화시키고, 새로운 기획과 모니터링 체계를 수립하고, 인력을 재배치하는 것을 포함했다. 이 프로그램을 시행하려면 완전히 새로운 세 가지 제도를 만들어야만 했다. ① 자금을 지출하는 반자율적인(semi-autonomous) 사무국, ② 기

---

14) 도날드슨(1993)에서 인용

15) 도날드슨(1993), 폴츠, 「A-M 아프리카에서 보건부문정책개혁의 보장: 비프로젝트 원조(Non-project assistance)」와 「보건정책 및 기획의 역할」(1994년 12월 발간 예정).

획부서, 실제로 기획부서는 주로 외국의 기술지원팀에 의해서 운영되었다. ③ 개혁을 감독하기 위한 부처간 위원회, 이것은 실제로는 만들어지지 않았다. 인구정책의 개혁은 예상대로 시행되었지만, 다른 영역에서의 속도가 생각했던 것보다 너무 느려서 많은 영역에서 연구만 수행되었을뿐 아무 것도 변하지 않았다. 일련의 지불지연 후에, 개혁 목표 중 많은 부분이 실현가능성이 없다는 것에 합의를 보았다. 앞으로의 지불을 위한 요건은 단순화되었지만, 1993년 후반기까지 마지막 세 가지 부문의 조건 중 오직 한 가지만 충족되었을 뿐이다.

대조적으로 나이지리아에서는 미화 3천6백만 달러의 NPA 보조금이 지방정부당국으로의 인력배치와 민간 진료 자유화와 병원 세탁물 계약에 관련된 조건에 대하여 지출되었다. 이 경우 프로그램의 설계는 아주 간단했다. 지방정부당국에 대한 분권화의 핵심적인 개혁이 보조금이 지불되기 전에 합의되었으며, 다른 개혁이 시행되었다는 증거가 없음에도 불구하고 주요한 정책조건은 충족되었다. 새로운 제도를 만들어야 할 필요도 없었으며, 보조금의 관리도 아주 간단했고, 어떤 점에서 나이지리아는 기획된 것에 대한 보상은 이미 받았다고 할 수 있다.

USAID의 경험을 보면 몇 가지 명백한 점들—특히 개혁이 계획되는 제도적, 정치적 환경을 분명히 이해할 필요가 있다는 점—을 알 수 있다. 또한 비록 신속히 지불되는 예산 지원이 특정한 형태의 정책과 예산개혁을 자극하는 데 적절한 도구가 될 수 있을 지라도, 제도 수립이라는 장기적인 목표를 위한 최선의 수단일 필요는 없다는 것을 알 수 있었다. 이 차이는 중요한 것이다. 특히 보건부문개혁에 대해 생각하고 있을 때 구조조정을 위한 예산지원의 사용과 비교하고자 하는 유혹이 있기 때문이다. 그러나 이는 언제나 적절한 것은 아닐 수도 있다. 거시경제적 조정과 함께, 주요 문제는 보다 진보적인 정책환경을 만들어내는 데에 있다. 일단 이것이 성취되면 예산과 제도의 개혁이 없다 할지라도, 적어도 일부의 경제적 편익은 기대할 수 있다는 것이 보다 합리적이다. 보건부문의 경우에 상황은 이보다는 덜 분명하다. 공공부문에서 제도가 보다 효과적이 되지 않는다면, 보다 진보적인 정책이라도 큰 차이가 없거나 실제로 비생산적인 것이 될 수 있다.[16] 또 USAID의 경험은 원조가 제공되는 형식이 중요하다는 사실뿐 아니라, 원조관리체계가 성공여부에 중대한 영향을 미칠 수 있다는 사실을 부각시켰다.

다른 원조기관의 경험에서 나온 일반적인 문제들을 고려하는 것도 유용할 것이다.

소유권과 정치적 지원

개혁에는 확고한 정치적인 뒷받침과 승인이 필요하다는 사실은 거의 분명한 사실이다. 지역의 소유권이라는 개념은 이와 비슷하게 전문인들 사이에서 인정되는 사실이다. 정부가 공적으로 인정된 개혁 프로그램을 확실히 수행할 때는 소유권과 정치적인 후원의 문제는 상대적으로 수월해진다. 보다 다원적인 체계에서라면 무엇이 일어날 것인가? 여러 나라에서 개혁을 지원하고자 하는 사람들은 보다 보수적인 정계 및 관계의 동료들을 만족시켜야 한다. 어떻게 하면 지지를 얻을 수 있을 것인가? 개혁의 원동력이 야당으로부터 올 때는 그들의 정치적인 지위로 인해 원조기관에서 공

---

16) 여러 원조기관에서는 민간진료를 자유화하고 사용자에게 요금을 부과하거나 보험제도를 통하여 진료의 민간 재원 조달을 촉진할 필요성이 있다는 데 초점을 맞추어 왔다. 질을 관리하고, 보조금의 대상을 정하며, 보건의료 노동시장을 관리하는 효과적인 체계가 정비되지 않은 채 정책개혁만 시행할 경우, 오히려 개혁과정을 통해 해결하고자 하는 문제의 비효율성과 불공평성을 악화시킬 수 있다.

공연히 지지할 수 없게 되는데 이 경우는 어떻게 해야 하는가?

동력의 이해

프로젝트의 설계나 예산 지원에 연계된 조건에서 실제로 변화를 이끌어 가는 것이 무엇인지를 이해할 필요가 있다. 정책문서를 준비하거나 정책 관련연구를 수행해야 한다는 조건이, 그 결과나 권고사항이 실행될 것이라는 것을 보장하는 것은 아니라는 증거는 많다. 이와 비슷하게 부서간 위원회는 좋지 않은 실적을 가지고 있다. 모델 지역은 체계 전반의 변화를 위한 자극을 거의 제공하지 않는다. 보건부의 재조직은 재무관리의 보완적인 변화 없이는 그들이 실제로 운영되는 방식의 변화를 이끌어내지 못하며, 단지 원조기관에서 세운 조건에 대한 응답으로 시행되는 경우가 많다.

원조가 개혁을 손상시킬 수 있는가?

우리는 경제적인 요인이 개혁을 필요한 것으로 만들어내지 않도록 수혜국 정부를 보호하는 것과, 기본적인 서비스를 보장하기 위하여 충분한 자금을 제공하는 것과의 밸런스를 맞출 필요성이 있다는 점에 대해 앞에서 이미 언급하였다. 원조기관은 이런 측면에 대하여 상반된 메시지를 제공하기 쉽다. 예를 들어 방글라데시에서 원조기관으로부터 자금을 받는 인력기획부서(Manpower Planning Unit)는 지역에서 감당할 수 있는 수준의 인력개발정책에 대한 책임을 갖고 있다. 그러나 동시에 원조기관단은 지역에서 유지가 불가능한 수의 현지 인력에 대한 임금을 제공하고 있다.

기술지원의 역할에 대한 재고

여러 원조기관에서 기술지원의 역할과 필요성을 보다 신중하게 검토하기 시작하였다. 현지에 거주하는 기술지원인력이 분석적인 일이나 시행에 대한 책임을 맡을 때 일어나는 문제는 잘 알려져 있다. 대부분의 원조기관들은 보건의료개발에 대한 보다 폭넓은 부문적 접근을 가지고 여러 가지 개혁 방안의 시행을 분석하고, 새로운 구조나 체계를 설계하는 데 정부를 도울 수 있는 경험 많은 인력이 필요하다. 그러나 그들은 기술과 경험을 모두 다 갖춘 충분한 수의 인력을 배치하는 데 어려움에 직면한다. 여러 개혁적 사고를 가진 부서들의 요구는 지역 문제에 실제적으로 대처할 수 있는 인력에 대한 것이다. 기술지원인력이 지역문제보다는 국제적인 프로젝트(그 중에서도 USAID 체계)의 목표나 학술적인 기관에서 일할 필요성에 열중하고 있다면 문제가 발생한다.

분명히 원조와 정책적·제도적 개혁의 증진간에 직선적인 관계는 없다. 그러나 오늘날까지의 경험에서 얻은 교훈은 관련국의 상황에 보다 부합하는 접근법이 필요하다는 점과 개혁의 목표를 보다 정교하게 이해할 필요성이 있다는 것이다.

급진 개혁가

일부 국가는 급진적인 개혁과정을 시행하고 있다. 이것은 피할 수 없는 경제적 상황의 결과일 것이다. 위기(예를 들어 구 소련 공화국들)나 정치적 용기와 예견(예를 들어 잠비아나 멕시코)이 개혁의 원동력이 되고 있다.

변화의 의제가 분명하게 있는 이런 상황에서는 개혁과정을 지원하는 실질적인 외부지원이 필요하게 될 것이다. 병원 폐쇄에 우선하여 1차 서비스의 개선을 보장하기 위해, 인원감축과 연금지급을 위해, 경쟁으로 인해 부처의 업무가 증대될 때 운영비의 일시적인 증가를 충당하기 위해, 그리고 그 외 여러 경우에도, 자금이 필요할 것이다. 원조는 예산지원, 부문 프로젝트 차관, 복합 프로젝트,

타임-슬라이스 오퍼레이션(time-slice operations)17)의 형태로 제공
될 수 있을 것이다. 피원조국은 자원의 이동뿐 아니라 ODA의 노
하우 펀드18)와 같은 기전을 통해 자문과 기술지원을 받고자 할 것
이다.

임시 개혁가

급진적이고 대대적인 변화를 시행하는 나라는 그리 많지 않다. 여
러 나라에서 과정은 보다 점진적이다. 개혁의 필요성은 인식하고
있지만 어떤 형태의 개혁을 할 것인가에 대한 합의가 거의 이루어
지지 못하고 있다. 대량의 자금유입은 개혁과정을 추동하기 보다
는 개혁을 갉아먹을 위험이 있다.

이 집단에 속하는 원조기관과 정부내의 개혁 후원자들은 앞에서
논의된 문제들을 감안하면서 변화 방안과 원조지원을 가장 효과적
으로 사용하는 방안에 대한 평가를 신중히 분석할 필요가 있다. 이
것은 개혁과정의 여러 가지 요소를 검토하고, 장기적으로는 보다
급진적인 제도개혁을 시행할 생각이 있다 할 지라도 단기적으로는
관료체계를 강화할 필요성이 있는지 결정하는 것을 의미한다.

원조기관들은 개혁가들이 보다 보수적인 동료들과 정치적·관료적
동맹을 수립(너무 느리게 진행되는 경우가 많다)할 필요성이 있다
는 것을 인식할 필요가 있다.

감당할 수 있는 수준의 인원을 개발하는 것과 같이 보다 어려운
문제는 보건부 혼자서는 효과적으로 제기할 수 없을 것이다. 첫번
째 개혁은 내무부나 재정기획부에서 추동하는 것이 더 나을 것이
다.

---

17) 이 기전은 아메리카 개발은행(Inter-American Development Bank)에서 부문
　　개혁 사업을 보다 탄력적으로 지원하기 위해 개발하였다.
18) 영국정부가 동유럽과 구 소련 국가들에게 기술지원을 할 수 있도록 만든 기전.

예산지원이나 특정 프로젝트의 용도 지정을 통하여 단기간에 더 많은 자원을 동원해야 할 필요가 있을 수도 있다. 그러나 이것은 앞으로의 운영을 위한 지원에 보다 구속을 덜 받기 위해, 예산과 회계체계를 개선하는 작업과 제휴할 필요가 있다. 또 프로젝트 지원이나 예산지원을 통해, 개혁과정에서 중요한 단계에 특정 지원체계(의약품 조달과 분배, 의료장비 공급과 유지)를 강화하기 위해 만들어진 실질적인 투입을 위한 사례가 있을 수도 있다.

개혁의 속도가 불확실할 때는 원조기관에서는 유연성을 갖고 변화하는 상황에 맞게 대응할 필요가 있다. 만약 프로젝트 지원이 도움이 되어 개혁 의제에 관한 합의를 도출할 수 있었다면, 개혁과정의 추진력을 유지하기 위해 예산지원이 상당히 빨리 진행될 필요가 있다.

마지못한 개혁가

일부 국가의 정부는 개혁을 시행하고 있는 다른 국가와 비슷하게 심각한 문제에 부딪쳤다고 해도 개혁을 주저하거나 개혁의 필요가 없다고 보기도 한다. 이런 국가들은 극단적인 빈국이거나, 그 결과로 원조의 초점이 되는 경우가 많다. 이런 상황에서는 원조기관의 지원이 제도적인 변화를 촉진하는 데 효과적으로 사용될 가능성이 낮다. 원조기관의 측면에서도 정부가 변화의 필요성을 무시하거나 연기하는 것을 허용하게 될 위험이 있다.

따라서 프로젝트의 운영환경을 개선(예를 들어 비정부기구의 활동에 대한 정부의 통제를 줄이는 것)시킬 수 있는 정책변화의 특정 측면을 신중하게 규명할 필요가 있다. 예산지원이 필요하다면, 그 자금이 필요한 지역이나 인구에게 가는 것을 보장하기 위해, 신중하게 용처를 지정하거나 특별예산기전의 경로를 따를 필요가 있다. 또 행정부 외부에서 혁신적인 체계를 개발하기 위해, 그리고 대중들이 더 나은 질의 서비스를 요구하도록 하기 위해 노력하는 지역사회조직과 함께 활동적으로 일하고 있는 집단을 지원하기 위해, 원조기관은 프로젝트 자금을 사용할 수도 있을 것이다. 개혁을 분명하게 책임지는 세력이 없다면, 시범사업에서 얻을 수 있는 것은 적다. 그보다는 정부가 취약지역에서 일하는 비정부기구와 서비스 계약을 맺도록 장려하는 것이 더 나을 것이다.

3.4 개혁 포기의 억제

> 원조기관에서는 개혁이 정상적으로 진행되지 못하거나 역전되었을 때 자금에 대한 통제권을 유지하고자 할 것이다. 이것은 어떻게 가능하겠는가?

원조기관은 적극적으로 보건부문에서의 개혁 시행과 체계개발을 촉진하고 있는 반면, 다른 한편에서는 개혁과정이 정상적으로 진행되지 못하거나 역전되었을 때 통제권을 유지하고자 한다. 지금까지의 경험으로 보면 일단 시행이 된 프로젝트는 멈추기 어렵고, 따라서 예산을 지원하는 것은 프로젝트를 가속화시키는 것이 될 것이다. 이것은 구조조정을 위한 일반 예산지원의 경우에 명백한 사실인 반면, 동일 요소들이 부문 수준에서도 작동되는지에 대해 의문을 갖는 것은 중요하다.

니제르에서의 USAID의 경험을 검토해보면 조건이 충족되지 않은 결과로, 부문에 할당된 지원예산의 양도가 지연되었다. 그러나 일부 조건이 실제적이지 않다는 중간 검토 결과가 나온 후에도 그것은 계속되었다. 가나에서는 세계은행 프로젝트 자금의 지불 중지 위협이 보건부의 재조직화 속도를 가속화시키는 효과를 보였다. 그러나 다른 요인(보건부에서 변화하고자 하는 의지가 강했다는 점도 포함)도 있었기 때문에 직접적인 원인적 연관성을 가정하는 것은 옳지 않을 것이다.

또 한 가지 중요한 것은 원조자금의 방출을 변화의 실행과 연관시켜서 보고자 하는 기술고문관과, 지불하는 목적을 충족시키고자 하는 원조관리자간에 갈등의 소지가 있다는 점을 알고 있어야 한다는 것이다. 지출 압력은 개혁을 증진하기 위한 도구로 예산 지원을 이용하는 데 저해요인으로 작용하는 것이 분명하다. 이런 면에서 원조기관에서 보상체계를 보다 면밀히 관리하는 것이 유용할 것이다. 직원들은 어느 정도까지 지출된 원조나 차관자금의 양이 아니라 프로젝트의 질에 근거한 보상을 받는가?

대부분의 보건의료서비스 요원들은 자원이 부족할 때 긴축운영하는 것에 익숙해 있다. 따라서 예산지원의 지연은 제한된 영향만을 미치게 될 것이다. 특히 프로젝트의 확산이 관리자에게 프로젝트 예산으로부터 자금 운영에 바로 접근할 수 있도록 하는 곳이나, 다른 원조기관으로부터 예산지원이 중단 없이 지속되는 곳에서는 특히 그렇다.

원조가 중단될 수도 있다는 위협이 원조기관에 개혁과정에 대한 수단을 제공하는가의 문제는 또 다른 보다 중요한 문제를 제기하는 것이다. 구조조정의 경우에 좋건 나쁘건, 정부가 따르도록 요구되는 정책개혁이 있다. 보건부문 개혁은 그리 간단하지 않다. 정책이나 제도의 청사진이 없다. 메뉴는 엄격하게 한 가지씩 만이다. 따라서 개혁이 궤도를 벗어나는 것이 무엇을 의미하는 지가 명쾌하지 않다. 수단의 문제에 집착하기 전에, 개혁이 정확히 무엇을 의미하는지, 진행을 탐지하기 위하여 어떤 체계와 방법이 필요한지, 각 나라의 상황에 대하여 분명한 아이디어를 가질 필요가 있다.

3.5 원조에 대한 의존성 감소

> 많은 나라에서 여러 해 동안 외부의 재정지원을 요구하게 될 것이다. 원조가 의존을 확대시켜서는 안된다.

원조기관측에서 보건의료체계 발전에 대한 부문 차원의 접근법을 채택한다고 해서 그것만으로 부문의 지출 계획이 지불가능하고 실현가능하게 되는 것은 아니다.

국가보건정책과 사업을 원조자원을 끌어들이기 위한 도구로 개발한 국가들의 예가 많이 있다. 그러나 그들은 정부지출의 분명한 우선순위를 정하지 않고, 정부 수입, 원조자금과 사용자 지불 소득의 가능한 수준을 실제적으로 고려하지 않고 있는 경우가 많다. 부문 지출의 합리적인 수준이 무엇인가를 알아내기 위하여 수혜자뿐 아니라 원조기관에서도 무엇이 실제로 가능한가에 대한 의혹을 가질 필요가 있다. 지불가능한 서비스의 패키지를 개발하는 작업은 특히 이런 점에서 볼 때 가치있는 일이다.

보통 회계의 면에서 병렬적 체계가 불리한 효과를 나타낸다는 사실이 논의되고 있다. 그러나 원조기관의 요청으로 개발된 병렬적 체계가 프로젝트가 목표하고 있는 바로 그 능력을 훼손시키는 것을 돕는 경우가 많이 있다. 비효율적인 외환 분배체계와 귀찮은 항만 관리에 의해 좌절된 일부 원조기관은 의약품과 장비를 구입하기 위한 정부기전을 개혁하는 데 도움을 주기보다는 우회한다. DANIDA는 현재 탄자니아에서 다른 원조기관과 협력하여 의약품구입과 공급체계를 다시 세우는 데 도움을 주려고 노력하고 있다. 이 체계는 필수의약품 프로그램 모델을 우회적으로 달성하는 방법이다. 보건부문에 관한 여러 세계은행 프로젝트에서 선택되어 있는 양식은 지출을 모니터할 뿐만 아니라 자본개발 프로젝트를 감시하고 장비와 물자 조달을 담당하는 프로젝트시행단위(Project Implementation Unit)를 설립하는 것이다. 이런 기능은 병렬단위가 아니라 보건부 자체조직의 관련 부분에 의해서 수행된다는 것을 보장하기 위한 것으로 강력한 사례가 있다.

원조의 영역을 규명하는 데에서 후에 지출수준을 낮추는 것을 허용하기 위해서 현재 높은 지출을 요구하는 영역을 살펴보는 것이 유용하다. 연금 재원이나 여분 패키지에 대한 지불이 미래의 임금 비용을 줄이기 위해 필요한 곳의 보다 급진적인 개혁 프로그램에 관하여 이것은 특히 중요하다. 또 다른 사례는 병원의 재건이다. 여러 병원에서 보일러, 난방 설비 등과 같은 낡은 시설을 고치거나 바꾸면 운영비가 상당히 줄어들 수 있을 것이다. 과도한 병원의 병상이나 최신 고가의료장비의 공급을 지원하자는 것이 아니다. 그보다는 오히려 병원 운영비는 예산 유출의 통로가 될 수 있으며, 중간 정도의 투자가 미래의 불필요한 지출을 줄일 수 있다는 것을 인식하는 것이다.

차관이 제공되는 양여기간에도 불구하고 예산지원이 보조금(grant)의 형태로 제공되는 것이 국가에게는 이익이다. 즉 세계은행 IDA 차관보다 유럽연합의 SAF 자금이 더 낫다는 것이다.

만약 원조기관에서 제공하는 필수적인 지출을 위한 자금이 프로젝트나 원조기관에서 관리하는 절차를 통해 지급되면, 정부는 예산안에서 필요한 물품을 제공해야겠다는 인센티브가 별로 없을 것이다. 반면에 지출이 예산에 포함되어 있으면, 예산 관성에 따른 일반적인 과정을 통하기만 한다면, 자금이 지속적으로 제공될 가능성이 보다 크다.

마지막으로 원조기관들내에 보건의료부문에 대한 장기적인 경상비 지원이 필요한 나라가 많다는 인식이 증가하고 있다. 이것은 특히 일반 예산 지원이 감퇴되는 경우이다. 따라서 원조기관은 실제적인 시간틀내에서 계획을 수립할 필요가 있다. 또한 연구나 훈련에 대한 경상비 지출은 투자적인 성격을 갖고 있다는 것을 인식하는 것이 중요하다.

3.6 원조자 조정

앞에서 언급한 모든 문제들을 해결하려면 원조기관간 조정이 잘 이루어질 필요가 있다. 그러나 실제로 이를 달성하기는 어렵다.

'구조조정을 넘어선 프로그램 원조'[19]라는 제목의 보고서에서 세계은행의 스테픈 데닝은 1993년 10월에 회의를 열었던 특별원조프로그램(Special Programme of Assistance: SPA)에서 추천되고, 그가 부문통합투자법(integrated sector investment approach)이라고 설명한 것을 소개하였다. 이 방법은 다섯 가지 특징이 있다. ① 범위는 부문 전체에 걸쳐야 한다. ② 부문의 정책과 프로그램은 현지의 제3자가 준비하여야 한다. ③ 부문내에서 활동하는 모든 원조기관이 부문의 정책과 프로그램에 참여하여야 한다. ④ 부문의 정책과 프로그램은 공동시행조정을 포함하여야 한다. ⑤ 부문의 정책과 프로그램은 장기적인 외국의 기술지원에 대한 의존도를 최소로 줄여야 한다. 이 방법은 보건의료를 비롯한 원조기관의 지원을 요구하는 어떤 부문에도 적용할 수 있어야 하며, 투자와 경상비를 모두 포괄해야 한다.

이 방법이 하나의 이상으로서 제시되었지만 보건부문에서 이런 상황이 달성되는 국가는 별로 없다는 것도 분명한 사실이다. 보고서는 원조기관에서 공동시행 조정을 받아들일 의사가 있다는 것과 이 방

---

19) S. Denning, *Programme Aid Beyond Structural Adjustment.* 이 보고서는 1994년 1월 31일부터 2월 1일까지 짐바브웨 하라레에서 열린 프로그램 원조의 새로운 형태에 관한 워크숍(Workshop on New Forms of Programme Aid)에서 발표되었다.

법이 성공하기 위해 필요할 것으로 보이는 '낮은 침입적이지 않은 역할'에 대하여 약간 광범위한 가정을 하고 있다. 또한 '현지의 제3자' 사이에 존재하는 의견의 차이를 간과하고 있으며, 정부에서 준비하는 프로그램과 비교하여, 이것이 없는 외국의 상담역이 개발하는 프로그램만을 대조하고 있다.

실제로 조정의 요건과 목적은 관련국의 상황에 따라 다를 수 있다. 한 극단에는 원조기관이 그 나라 소유의 보건의료개발전략을 지원하는 것이 우선순위로 분명하게 표현되는 정책을 가진 국가들이 있다. 잠비아가 원조기관의 투입을 관리하는 위치에 있는 국가의 좋은 사례이다. 잠비아의 경우 여러 가지 점에서 세계은행에서 기술하고 있는 부문통합투자방법의 기준에 맞는다. 관리체계가 약하고 분명한 보건의료개발정책이 없는 국가들은 스펙트럼의 다른 극단을 이룬다. 이런 상황에서는 원조기관간에 상호 모순되는 요구를 정부에 보내지 않고 원조지출로 나가는 돈을 더 가치있게 사용할 수 있도록 하는 원조기관들간의 조정기전이 필요하다.

조정의 효과는 원조정책을 만들어 시행하는 원조기구의 체계와 원조자금이 제공되는 통로의 영향도 받는다. 원조기구가 중앙에서 결정되는 지출 대상 내부에서 운영되어야 한다면, 그 기구가 국가의 필요에 부응하거나 기구의 활동을 다른 기구와 그 자리에서 조정하는 것이 어려워진다. 이런 이유 때문에 대부분의 기구(USAID 포함)들은 지역적으로 결정되는 국가전략에 의해 추진되는 지출 프로그램으로 옮겨가고 있다.

지원 통로에 관해서는, 개발은행이나 다국적 기구에 의해 시행되는 공동재정 프로젝트가 규모가 크지 않은 쌍무 원조기관에게는 더 바람직하게 보인다. 이것은 단순한 다자간 또는 쌍무협정(multi-bi arrangement)에 의한 공동 자금조달에 의해 이루어질 수도 있고 원조기관 차관단(multi-donor consortium)의 부분으로 이루어질 수도 있다. 이런 기전은 몇 가지 장점이 있다. 수혜자에게서 그들은 일부 원조기관과 연속적으로 거래하는 데 필요한 업무량을 줄이고, 원조기관에서는 공동 자금조달 프로젝트에서 사들임으로써 여러 곳에 드문드문 나가 있는 기술 요원과 행정 요원의 업무량을 줄일 수 있다. 그러나 이런 견해는 보편적이지 않다. 일부 원조기관은 그들이 자금에 대한 통제권을 상실하게 되거나, 또는 차관단의 모든 구성원들의 지원을 유지할 필요로 인해 수혜국 정부와의 정책적인 대화에서 초점을 잃게 될 것을 걱정한다.

　요약하면 대부분의 국가의 상황은 이상과는 거리가 멀다는 것이다. 부문투자 프로그램을 위한 여러 원조기관의 공동수행조정이 바람직한 목표이기는 하지만, 현실은 다가올 상황과는 다르다. 원조기관은 다양한 이유로 만들어진 그리고 관련국과의 관계에서 영향을 받은, 다양한 동반자들과 일을 지속해야 할 것이다.[20] 가까운 미래에 대한 요구는 완벽한 조정의 성배를 위한 것은 아닐 것이다. 불완전한 세상에서 실용적인 연대를 형성하고 공통적인 분석틀을 개발하려고 노력하는 것이 더 좋은 방법일 것이다. 이것은 개혁에 대한 전반적인 접근법에 근거를 둔 것으로 보건부문 발전의 핵심영역에서 가장 좋은 활동을 정의하려고 노력하는 것이다.[21]

---

20) 쌍무관계와 다자간 관계에 있는 많은 사람들이 세계은행과 함께 일할 때의 결정은 그들 기구의 정책에 의한 것이라기보다는, 개별 과제 관리자와 형성된 관계와 신뢰에 더 많이 의존한다는 점을 강조하였다.

21) 이 조정 방법은 최근 유럽연합의 보건 전문가의 모임에서 채택된 것으로, 의약품과 의료장비, 인적 자원 정책, 기획과 관리, 보건의료 재정조달과 재무관리, 지방분권화와 역량개발 문제에 있어서 개발도상국의 필요와 원조기관의 정책과 시행을 모두 다 고려하여 결정하자는 것이다.

3.7 **원조자금의 회계**

> 회계의 요건은 원조기관의 정책목표를 따라야 하며 이에 반대되어서
> 는 안된다.[22]

대부분의 원조기관들은 앞에서 소개한 목표를 추구하기 위해 원조를 할 때, 활동 공간이 회계 요건에 의해 제한된다는 것을 알게 된다. 이론적으로는 만약 원조가 정책이나 제도개혁을 증진하기 위해 제공된다면, 이 개혁이 실제로 이루어졌는지 아닌지에 관한 책임을 져야 한다는 점을 강하게 제안할 수 있다. 그러나 많은 원조기관들이 그들 국가의 의회, 회원국, 정부기관에게 돈이 실제로 어떻게 사용되었는지를 알린다는 것은 어려운 일이다.

프로젝트들은, 특히 자금에 대한 통제를 갖고 있는 기술지원인력들이 수행하는 프로젝트는 쉬운 해결책을 제공한다. 원조인력들이 직접 모든 자금을 지불하거나, 그 계약자가 원조기관에게 회계감사를 제공해 준다. 그러면 행정관들은 만족하게 된다. 다른 대안은 정부예산을 통해 자금을 설명하는 것이다. 명백히 이것이 더 바람직하기는 하지만, 원조를 받는 주요 정부의 보건의료체계는 원조요건을 만족시키는 회계와 감사체계를 갖고 있지 않은 경우가 많다. 그 결과는 일련의 특별회계나 원조자금의 통로로서의 예산 개발이다. 그러나 이 모든 것은 부문 전반의 우선순위를 반영하는 통합된 예산체계를 개발하려는 정책목표를 방해한다.

현재의 상황은 원조자나 수혜자 모두에게 불만스러운 것이지만, 몇 가지 진보의 증거들이 있다. 새로운 부문 정책을 개발하는 데 있어서, DANIDA는 행정적 메커니즘이 변화하는 정책목표와 보조를 맞추게 하기 위해 회계 요건을 검토할 때 국가 감사당국을 참여시켰

---

22) 포스터, 앞의 글, 1994.

다. ODA는 국가 감사원(National Audit Office)이 수행한 원조프로그램에 대한 최근의 검토를 통해, 부문 중심 정책들의 방침에 회계요건을 더 맞출 필요성에 대한 토론을 자극하였다. 잠비아에서 DANIDA가 지원한 보건부문 프로그램은 그 나라 각 지역들이 보건부로부터 받은 돈을 직접 회계 관리할 수 있도록 인력을 보내 회계훈련을 받게 할 것을 요구하였다. 이러한 접근방법의 성공은 유사한 부문 원조 패키지를 수행하기를 바라는 다른 원조기관들에 의해 긴밀히 모니터되고 있다.

4. 요약, 결론과 활동제안

현재의 상황을 분석해보면 보건부문개혁 및 개발 목표와 원조를 제공하기 위한 형태, 경로, 체계 사이의 적합도를 향상시키는 데 여러 가지 어려움이 많다는 것을 알 수 있다. 또한 미래에 원조기관의 생각에 초점을 맞추는 데 도움이 될 수도 있는 예비적인 결론을 제안하기도 한다.

이 논문의 일차적이고 주요한 결론은 원조의 한 가지 형태가 다른 것보다 나은지에 대한 논의는 할 필요가 없다는 것이다. 이상적으로는 원조의 형태들은 보완적이 되어야 하며, 원조를 위해 사용되는 형태, 경로, 체계는 관련국에 가장 적합한 일련의 개발 목표들을 달성하는 데 도움을 주는 방법인지 평가받을 필요가 있다. 이것은 복잡한 과제이며, 효과적이고 균형있는 결과를 얻는 것은 결코 쉽지 않은 일이다. 3.1에서 3.5까지 논의되었던 사항들은 이 장 마지막에 도표로 정리, 요약해 두었다.

4.1 보건의료체계 개발과 보건부문 개혁의 증진

• 부문개발

원조기관 사이에 보건의료체계 발전을 위하여 부문적 접근법이 필요하다는 점에 대하여 합의가 이루어지고 있다. 부문 원조 패키지는 다른 형태의 원조를 포함할 필요가 있고 전반적인 정부 보건지출 사업의 맥락에 맞게 놓을 필요가 있다.

• 예산에 대한 초점

원조지원의 대부분이 정부예산을 통해 지불되도록 하는 것을 보장하면, 공공지출 관리의 개선을 촉진할 수 있을 것이다. 정부의 재정관리와 회계체계를 강화하면 재정적인 책임의 문제를 다룰 수 있게 되고 병렬적 체계의 필요성을 줄여줄 것이다.

- **보건부문개혁의 증진**

부문의 발전을 위해서 원조를 이용하는 것이, 원조수단이 사용되는 방식에 따른 거시경제적 조정과 완전히 평행할 것이라고 가정할 수는 없다. 보건부문개혁은 정책과 제도 및 체계 변화라는 복잡한 의제로 이루어져 있다. 원조 프로그램의 설계는 개혁에 대한 정치적 후원의 정도와 일치할 필요가 있으며, 그들이 달성하고자 계획한 특수 목표와 원조수단을 신중하게 조화시킬 필요가 있다.

4.2 **방법, 도구와 과정**

- **부문 분석을 위한 틀**

정치, 거시경제 제도, 예산 분석을 포함하여, 보건부문을 검토하기 위한 보다 효과적인 틀을 개발할 필요가 있다. 검토의 초점은 문제를 정의하는 것에 제한되지 않고, 보건부문에서의 변화의 잠재력을 규명하고자 시도하여야 한다.

- **보건개혁 과정을 추적하기 위한 틀**

보건부문 개혁 프로그램을 모니터하는 데 지침이 되는 유용한 경험은 많지 않다. 개혁의 과정을 추적하는 방법은 종종 개혁과 개발 프로그램이 달성하고자 하는 목표와 갈등하기도 한다는 것을 감안할 필요가 있다.

- 기술의 개발과 역량의 축적

  개발도상국과 선진국에서는 정치, 제도, 예산 분석의 기술을 가진 보건부문 전문가가 더 많이 필요하다. 여러 원조기관들은 보건대학원에서 이와 관련된 훈련을 제대로 제공하지 못하고 있다고 생각하고 있다.

- 보건의료 전문가와 원조 관리자 및 경제학자 사이의 의사소통의 개선

  보건부문 개발의 목표와 이의 달성을 촉진하기 위해 설계된 원조수단이 잘 맞도록 하려면, 보건의료 전문가와 자문관들은 이용가능한 원조수단의 범위와 효과에 대해 정확히 이해할 필요가 있다.

4.3 문서화의 경험

- 경험을 보다 체계적으로 평가하려면, 다음과 같은 점들이 검토될 필요가 있다

  ① 보건부문의 정책과 제도 변화의 효과에 관한 것
  ② 변화를 촉진시키기 위해서 원조가 사용되는 방식에 대한 것

원조의 목표	프로젝트 원조	예산 지원	부문 개발
기본적인 보건의료에 접근할 수 있도록 적정한 경제적 지원을 제공	전통적인 프로젝트 원조의 단점은 다음과 같은 것이 있을 수 있다. • 최빈국의 경우 행정력이 낮다 • 자본 개발에 초점을 맞춘다 • 많은 자원을 이전하지 않는다	예산 지원은 자원을 필요한 만큼 제공할 수 있지만 다음과 같은 어려움이 발생할 수 있다. • 거시경제 조건과 연계된다 • 예산의 비형평적/비효율적 분배 • 효과적이지 않은 지불체계	대부분의 국가에서 기본적인 보건의료를 제공하기 위한 원조를 정책, 제도, 예산 개혁의 필요와 분리할 수 없다.
보건부문에서 공공재원의 효율적이고 형평성 있는 사용의 증진	전통적인 프로젝트 원조의 단점은 다음과 같은 것이 있을 수 있다. • 특별한 사례의 생성 • 정부지출 우선순위의 왜곡 • 핵심적인 예산에 대한 지출이 적고 재무부에 잘못된 신호를 보낸다	예산을 통한 지원은 정부예산이 전반적인 지출의 우선순위를 반영하도록 보장하는 강력한 도구이다. 핵심적인 이슈는 예산지원이 특별한 지출을 위해 지정되는 정도에 관한 것이다. 지정에 관해서 다음과 같은 문제가 발생할 수 있다. • 변동하는 수입으로 인한 문제 • 집중화된 의사결정이 장려되는 경우 • 지출의 우선순위가 기존의 예산구조와 조화될 수 없는 경우	프로젝트 지원은 다음과 같은 경우 지출 우선순위를 왜곡시키지 않는다. • 재원이 정부예산에 반영된 경우 • 전반적인 부문의 요구에 대한 분석에 기초한 경우 프로그램 설계는 원조의 형태에 따라 보다 합리적인 예산체계의 개발이 증진되거나 침해되는 정도를 평가할 필요가 있다.
개혁의 포기를 억제	관리자에게 경상비지출을 위한 자금을 쉽게 사용할 수 있게 해 주는 프로젝트의 확산은 예산지원을 통해 사용되는 동력을 줄일 수 있을 것이다. 일단 시행이 되면 프로젝트 원조의 지출을 중지하기가 어렵다.	예산지원은 조건들이 충족되지 않으면 보다 쉽게 중단될 수 있다. 이것은 다음의 경우에 어려울 수 있다. • 원조예산을 지출하라는 압력 • 잘못 설계된 조건 • 예산지원을 제공하는 원조기관간의 조정의 결여	보건부분개혁은 효과적인 개혁을 구성하는 것에 대한 합의가 거의 없다는 점에서 거시경제적 조정과는 다르다. 따라서 개혁의 정책 및 제도적 목표를 신중하게 정의하고, 개혁의 진행과정을 추적하기 위한 도구를 개발할 필요가 있다.

원조의 목표	프로젝트 원조	예산 지원	부문 개발
정책과 제도의 개혁 증진	프로젝트의 원조는 제도 및 정책 개혁을 증진시키는 데, 특히 수혜국을 돕는 데 중요한 역할을 한다. • 부문의 문제를 분석한다 • 변화방안을 찾아낸다 • 새로운 구조와 체계를 설계한다 • 개혁전략을 수립하고 예산지원을 관리한다 혁신적인 방법으로 보이는 지역 중심의 프로젝트는 체계 전반적인 변화를 촉진하는 데 제한된 성과만을 나타냈다.	예산을 통한 지원은 보건의료지출의 수준과 구조에 대한 조건들에 성공적으로 연계되어 왔다. 조건들은 일정 형태의 정책개혁을 증진시키기 위해 성공적으로 사용되어 왔다. 그러나 제도적 개혁이나 역량 강화의 면에서는 효과가 크지 않았다.	대부분의 국가에서 프로젝트 원조와 예산지원의 신중한 결합의 필요가 있을 것이다. 프로그램의 설계는 국가의 상황과 개혁을 위한 특수 의제를 조건으로 할 것이다. 다음과 같은 고려가 필요하다. • 소유권과 정치적인 지지 • 변화의 동력을 이해한다 • 여러 가지 형태의 기술지원의 필요성
원조 의존성을 감소	프로젝트는 자금의 회계, 의약품의 조달, 자본 개발의 모니터링을 위한 병렬적 체계를 개발하도록 장려하였다.	예산지원은 핵심적인 지출이 예산 관성을 통해서만 유지되는 것을 보장하기 위해 도움을 줄 수 있다.	부문 접근법이 현실성을 보장하지는 않는다. 우선순위를 정하고 정부수입, 원조자금, 사용자 지불에 의한 수입, 제도적 역량에 대한 실제적인 고려가 필요하다. 경사지출에 대한 지원은 투자적인 성격을 가질 수 있다. 특히 원조기관에서 지원한 지출이 장기적인 운영비를 줄이기 위해 설계된 것일 때는 더욱 그렇다.

제4부
저개발국에 대한 계획시장 논리의 적용
초기탐색

저개발국에 대한 계획시장 논리의 적용

초기탐색

(Applying Planned Market Logic to Developing Countries' Health
 System: an Initial Exploration)

리처드 살트만

이 글은 원래 스웨덴 국제개발기구(Swedish International Development Agency: SIDA)와 세계보건기구의 국가보건정책단위의 위임에 의해 살트만 교수가 1994년 9월에 브뤼셀에서 열린 보건의료개혁포럼의 세번째, 네번째 회의에서 발표한 것이다. 최종 개정판은 포럼에 참석한 사람들에 의해 개정 보완되었다. 세계보건기구는 이 글을 보건의료개혁포럼 토의보고서 시리즈로 발간하도록 허락해 준 스웨덴 국제개발기구에 감사드린다.

1. 서론

선진국의 보건의료개혁과 저개발국의 보건의료개혁 간의 관계는 복잡한 것이다. 긍정적인 연관을 주장하는 한 측면에서 보면, 모든 나라—저개발국이든 선진국이든간에—의 보건의료체계는 필수적으로 동일한 요소(재정, 생산, 분배기전)를 갖고 있고, 유사한 서비스요구(예방, 급성; 1차, 2차, 3차)를 갖고 있으며, 적어도 유사한 범주의 인력구조(의사, 간호사, 보건교육담당자)를 갖고 있다. 더 나아가 이들 요소들은 임상적·역학적·재정적·사회적 특성의 측면에서 전형적인 상호작용을 한다. 이런 관점에서 보면 선진국에서의 보건의료체계행태에 관한 연구는 많은 학자들이 참여한 분석적인 연구에서는 저개발국의 보건의료에도 적용될 수 있다.

반대로, 선진국과 저개발국의 보건의료체계 사이에는 별 유사성이 없다는 주장도 제기되고 있다. 구체적으로 보면, 개발도상에 있는 국가는 사회경제적인 측면에서 국민의 소득수준이 훨씬 낮으며, 인적·제도적 자원기반 또한 발달되어 있지 않고, 인구의 건강에 대한 욕구도 선진국과 비교하여 다르다고 한다. 그리고 보건의료인력의 수급상의 균형도 다르다고 주장한다. 더욱이 이들은 이렇게 구조적으로 다른 맥락에서 볼 때, 주요 보건의료체계의 구성요소들은 선진국의 틀과 같은 방식으로는 상호작용하지 않을 것이라고 주장한다.

이들 두 가지의 반대되는 견해를 뛰어넘어 토론으로 나아가기 위해서는, 누군가가 행위적이거나 조직적인 연계를 정식화하는 것이 흥미있는 문제라고 주장하는 것이 좋다. 예를 들어 저개발국과 선진국 모두에서 보건의료기관의 사적 소유에 대해 공유의 문제가 제기되는 때는 언제인가? 선진국과 같은 행위와 경제기전의 도구는 저개발국에서도 어느 정도로 이용될 수 있는가? 가장 중요하게는 최근의 선진국의 경험으로로부터 어떤 개혁메커니즘이 저개발국의 보건의료 체계에 적용될 수 있는가? 특히 공공성의 목표를 달성하기 위해 고안된 계획시장(planned markets)은 선진국에서처럼 저개발국에서도 유용한 역할을 할 수 있는가?

이들 질문에 접근하기 위해 이 논문은 짝을 이룬 두 가지 개념을 정의하는 것으로부터 시작한다. 그 다음에 선진국에서의 계획시장 메커니즘에 대한 최근의 경험─특히 북유럽에서의─을 간단히 재검토한다. 그리고 나서 이 글은 최근에 선진국에서 사용된 개념틀이 저개발국에도 적용 가능하다는 것으로 결론을 맺는다.

2. 용어정의

분석을 하기 위해 필요한 중요한 사전 작업은 연구를 시작하기 전에 관련 현상에 대한 정의를 하는 것이다. 보건의료분야에서 일관성 있는 개념 정의를 하는 것은 때때로 어려운 일이 된다. 그러므로 제2장에서는 공공과 민간, 그리고 경쟁과 민영화-계획 시장이라는 용어가 의미하는 바를 정의하는 것과 함께-라는 두 쌍의 단어에 대한 전반적인 정의를 내릴 것이다.

2.1 공공과 민간

보건의료체계의 개혁을 이해하는데 공공(public)과 민간(private)이라는 개념 사이에는 중요한 차이가 존재한다(Saltman, 1993). 쉽게 보면 이것은 명백한 해답이 있는 것으로 보인다. 공공은 정부에 의해 소유되는 것을 의미하고, 민간은 그 외의 모든 것이다. 그러나 선진국의 보건의료는 이 문제에 관한 해답을 내리기가 더 어려운 상황이 되고 있다.

먼저 공공(public)을 고려해보자. 북유럽국가들은 보건의료시설의 소유와 운영모두에 있어서 커다란 차이가 있음에도 불구하고 공공부문이 지배적이라는 것이 특징이다. 이들 공공부문은 국가에 의한 것뿐만 아니라 지역 또는 자치정부에 의한 소유를 포함한다. 보건의료시설의 책임은 노르웨이에서는 선거로 뽑힌 공무원에게 있고, 영국에서는 지명된 공무원에게 있다. 또한 정부수준을 넘어, 공공기관에 의한 관리운영방식에는 상당한 차이가 있다. 보건의료제도는 1991년 이전의 영국의 국가보건의료서비스와 같이 위계적이거나 관료적인 틀로서 운영된다. 대신 그것은 반독립적인 기관들로서 상당한 업무의 자율성을 누리고 있다. 즉, 재원은 공적인 것이나 운영은 자치적으로 이루어진다. 이 체계는 투입되는 재원에 따라 운영되는 고식적 방식으로 관리된다기 보다, 성취하고자 하는 목표에 기초한 경영과 공공당국에 의한 전략적 인식에 근거해서 관리된다. 산업화된 국가의 경우 여러 개의 국영 항공사들이 이런 방식으로 운영된다. 항만관리도 전통적으로 이런 방식으로 운영되어 왔다. 반독립적인 공공부문을 운영하는 방법에 대해서는 방대한 문헌과 상당한 정보가 있다(Osborne and Gaebler, 1992). 따라서 공공부문 안에서도 공사(公社)와 같은 반독립적 기관들의 하위범주가 존재한다. 전체적으로 보면 공공부문은 사실상 여러 형태의 운영방식을 갖고 있다.

민간(private)이라는 용어는 공공보다 훨씬 더 불명확하다. 먼저 영리적 소유와 비영리적 소유로 나눌 수 있다. 영리(profit)는 사적 개인이 기관의 자본을 받고(빌리거나), 이 자금의 영업상의 위험을 감수하면서 수입을 올리는 것을 기대하는 것이다(엄밀히 볼 때 이런 유형의 영리 기업들은 커지면 주식을 발행하는데, 이때 공적회사의 용어를 쓰기도 한다. 그러나 이런 애기는 정의에는 도움이 되지 않는다). 반대로 비영리는 여러 가지의 다른 조직적 체제를 포함하는 포괄적인 범주이다(Weisbrod, 1989). 공식적인 개념은 단지 자본의 소유만을 언급한다. 이윤을 획득하기 위해 위험한 투자를 하지는 않는다. 대신 회계년도 말까지 남는 돈은 '잉여'에 해당한다[여기서도 역시 정의상의 문제들이 복잡하게 존재한다. 이 경우는 일명 '공공선택이론'을 신봉하는 경제학자들에 의한 주장인데 그들은 전형적인 비영리 안에서도 상급 간부들은 그들의 높은 보수와 부차적인 이익의 형태로 그들 조직의 '잉여'를 상당부분 착복하므로 그 '잉여'는 '사유화' 효과를 갖는다고 한다(Buchanan and Tullock, 1962)]. 사실상 비영리 조직들은 그 성격에 있어 종교적이거나, 지역사회조직이거나, 지리적 조직인 경우가 많다. 그리고 포괄범위에 있어서는 지역에서부터 세계적이며, 경영 방식과 능력에 있어서는 아마추어로부터 전문가적인 것에 이르기까지 전범위에 이를 수 있다.

영리와 비영리 범주 안에서도 보건의료제공자들 사이에는 다양한 조직적 차이가 존재한다. 예를 들어 특히 스웨덴에서 출현했던 노동자들이 소유한 회사들이 현재 영국에서는 몇몇 지역에 소규모로 나타나고 있다. 공공체계에서 일하던 노동자들이 여러 이유로 인해 그만두고 그들 자신 소유의 활동을 하고 있는 것이다. 그들은 비영리일 수도 있고, 때때로 영리일 수도 있으나 그들은 예전의 기관과 밀접한 관련을 갖고 일하고 있으며, 아직도 그 기관을 위해 일한다. 그러나 일반적으로 그들은 영구적인 봉급체계보다는 제한적인 계약체계로 일한다. 반면 기술적으로 이런 유형의 노력은 구조적으로는 영리일 수도 있고 비영리일 수도 있지만, 실제에서는—이 글의 뒤에서 논의되겠지만—그런 작은 회사는 그들이 일하는 기관과 운명을 같이 한다는 독특한 상황을 갖고 있다. 이러한 상황은 예를 들어 대기업의 협력업체들이 대기업의 성공여부에 자신의 운명을 같이하는, 지금 자동차 제조산업에서 나타나고 있는 상황과 유사하다. 물론 영리 스펙트럼의 한쪽 끝에는, 미국에서 볼 수 있는 민간재원의 주식회사들이 있는데, 이들은 3,000마일 거리내에 150내지 200개의 병원을 소유하고 운영하는 영리조직들이다. 민간이라는 용어의 범위는 이와 같이 넓은 스펙트럼을 갖고 있다.

이러한 분석이 어떻게 정책결정자들에게 영향을 미칠 수 있을까? 먼저 그것은 공공부문의 기관을 운영하는 다양한 방법이 있다는 것을 의미한다. 또한 선택의 범위가 넓다. '우리는 이러한 공공부문을 만들 것이다'라고 하는 선언만으로는 충분하지 않다. 또한 중앙과 동유럽에서의 최근의 사례(잘 이해되는 역사적 이유 때문에)처럼 '우리는 이 모든 것을 민영화 하겠다'하는 선언도 똑같이 불충분하다. 하나의 선언이 각 범주내에 존재하는 여러 가지 선택사항들에 대해서도 이야기해 주는 것은 아니다. 민간부문에서 이용 가능한 선택들보다 공적부문에서 이용 가능한 선택들이 더 많다는, 아마도 훨씬 더 많다는 것을 강조하는 것은 중요하다. 중요한 것은 공공과 민간의 관계가 일반적으로 어떻게 이해되는가의 문제가 아니라, 북유럽 국가에서의 개혁과정이 지금 우리에게 무엇을 가르치고 있는가의 문제이다.

공공·민간의 혼합에 대한 우려가 최근 미국의 경험에서 제기되고 있다. 비록 유사한 현상이 영국(Higgins, 1988; Whitehead, 1994)과 네덜란드에서 몇몇 비평가들에 의해 지적되고 있기는 하다(de Roo, 1995). 이 문제는 공공과 민간사이의 선택의 범위에만 국한된 것은 아니다. 대중적인 압력과 국가의 개입이 느슨해지면서, 민간부문의 비영리조직들이 영리조직들과 유사하게 움직일 수 있다는 것도 포함된다. 사실상 영리와 비영리 사이에 공식적인 구별을 한 다음에, "이들 조직적 형태가 기대했던 것과 다르지 않게 행동하는가?"라는 질문이 중요해진다. 예를 들어 미국의 병원 주류는 그들 자신을 비영리기관이라고 부른다. 그들 중 많은 수가 아직도 카톨릭 교회, 신교 관련 위원회, 지역사회그룹들에 의한 종교적 조직에 의해 운영된다. 그러나 실제로는 미국 병원 부문을 재구축하려는 경쟁적 힘에 의해, 이들 비영리 병원들은 경영, 재정활동, 특히 적당한 보험적용이 안되는 환자들을 다루는데 있어서 영리병원들과 구별하기 어려워졌다.

확실히 이러한 영리추구적 경쟁시장은 미국의 병원부문의 특별한 구조적 조건—과잉병상, 전문의의 과잉공급, 그리고 다수의 민간보험자에 의한 선택적 계약이라는—하에서 발전해왔다. 이러한 특징 중 몇몇은 미국의 보건의료체계에 독특한 것이라고 할 수 있으나, 중요한 것은 지난 10년 동안 영리병원과 비영리병원 간의 대부분의 행위상의 구별이 그 나라에서 점차 사라지고 있다는 점이다. 이러한 수렴현상은 비영리병원들이 많은 불건전한 활동—불안정한 응급실 환자들을 공공병원으로 이른바 '덤핑'하는 것을 포함하는―에 참여하게 되는 결과를 낳았다(Kellerman et al., 1988). 더 나아가 그것은 마침내 산업화된 세계에서, 보건의료체계에서 비영리기관이 어떤 환경하에서 영리공급자로 전환하게 되었다는 것을 의미한다.

2.2 경쟁과 민영화

두번째 중요한 정의는 **경쟁**과 **민영화**의 구별이다. 만약 이 두 용어에 대해 논리적으로 생각한다면, 경쟁은 자원을 할당하는 데 작용하는 하나의 특정한 과정이다. 이 방법은 다양한 조절메커니즘과 경쟁시장안에 존재하는 다른 도구들―'소비자선택/소비자 주권/수요조절,' '공개입찰/비밀입찰,' '경쟁계약/비경쟁계약'―을 채택할 수 있다. 경쟁에서 중요한 것은 이것이 참가자들의 성과를 비교하여 그 결과에 따라 희소한 자원을 분배하는 방법이라는 점이다. 이 비교 결과에 의해 의사결정자들은 어떤 참가자들에게는 승리를, 어떤 참가자들에게는 패배를 안겨준다.

이와는 달리 민영화는 실제 시설과 기관에 투자된 재원의 소유와 관련된 것이다. 또한 적어도 묵시적으로는 이들 재원이 쓰여지는 목적은 사적인 것이라는 가정에 근거한다. 사실상 주주들의 수익을 극대화하기 위해 회사경영자를 필요로 하는 것이고, 이것이 자본주의 사회에 존재하는 신용상의, 법적인 책임을 진다.

재원의 특정한 소유형태인 민영화와 자원배분과정인 경쟁을―두 가지가 밀접하게 연관되어 있다는 가정과 함께―혼동함으로써, 많은 국가정책 맥락에서 불필요한 딜레마가 양산되었다. 몇몇 정책결정자들은 경쟁의 이점을 취하기 위해서는 민간부문 시장을 만드는 것이 필요하다고 가정하였다(Young, 1986). 그러나 현실적으로는 실천적으로나 논리적으로 경쟁메커니즘과 기관의 사적 소유의 연계가 필수적인 것은 아니다.

경쟁의 유인을 얻기 위해 민간 소유 형태를 취하는 것이 반드시 필요하지는 않다는 것을 보여주는 상당한 경험이 북유럽의 보건의료부문에 현존한다. 스웨덴이나 영국의 보건의료부문에서처럼 기관이 공적 소유인 곳에서도 경쟁을 강조할 수 있다. 역으로 경제의 다른 부문에서는 재원의 사적 소유가 완전경쟁시장보다는 독점이나 반독점시장으로 나아갔던 잘 알려진 예들이 존재한다. 한 가지 전통적인 예는 공공사업 모델이다. 가스, 전기, 물, 그리고 최근에 몇몇 나라에서는 전화산업까지도 언급되는데, 이들은 전형적인 사적 독점체들로서 운영된다. 이들 부문에는 종종 경쟁이 없는 사적 소유기관들이 있다.

따라서 현실은 이들 두 가지 개념을 분리하는 것이 더 타당하다는 것을 제시한다. 보건의료체계의 특정 문제를 해결하기 위한 방법을 설계하는 데 있어서, 이들 두 개념이 반드시 연계되지는 않는다는 점과 독립적으로 평가될 필요가 있다는 점을 고려해야 한다. 사실상 국가의 보건의료정책결정자들은 반드시 민영화하지 않고도 경쟁의 유인을 받아들일 수 있다.

2.3 계획시장

계획시장(Planned Market)의 개념은 때때로 내부시장(internal market)이라고 이름 붙여진 것과 혼동될 수 있다. 내부시장(internal market)이라는 용어는 엔토벤(Alain Enthoven)이라는 미국 경제학자에 의해 1985년에 영국에서 주창되고, 1988년에 대처수상과 각료들에 의해 채택된 바 있는데, 그 정의 안에 내적 모순이 존재했다. 엔토벤과 대처는 내부시장을 공공기관들과 민간기관들이 함께 서로 경쟁하는 시장기전이라고 묘사했다. 물론 '내부'라는 말은 국가보건의료서비스(NHS)의 내부를 의미하는 것이다. 형식상 엔토벤과 대처가 생각했던 것은 혼합경제와 유사한 '혼합시장(공공부문과 민간부문이 혼합된)'이라는 개념이 맞는 것이었다. 어찌되었든 결과적으로 영국은 지금 국가보건의료서비스 내부에 시장을 구현하고 있다. 따라서 비록 이름은 내부시장이었지만 내심 혼합시장을 만들려고 했던 시도는 정말로 내부시장을 만드는 것이 되었다.

물론 이들 새로운 체제에 적용되는 다른 이름들이 있다. '규제된 경쟁(regulated competition)'(van de Ven, 1995)과 '관리된 시장(managed markets)'(Ham and Maynard, 1994), 그리고 생산측면에서 공급자들간의 경쟁이라고 얘기되는 '공급자 시장(provider markets)'이 그것들이다. 다른 개념으로는 공적으로 재원 조달된 기관들만의 경쟁을 의미하는 '공공경쟁(public competition)'이 있다(Saltman and von Otter, 1992). 이 용어들은 완전히 공적으로 재원이 조달되고, 공적으로 운영되는 북유럽의 보건의료체계내부에서 이용되는 시장기전을 설명하는 다양한 방법들이 있음을 보여주고 있다.

위에 명시된 용어들은 계획시장(planned market)으로 요약될 수 있다. 계획시장의 정의는 공공부문의 목적을 달성하기 위해 공공부문의 관리자들에 의해 설계된 목적 의식적으로 구축된 시장이다.

몇몇 경제학자들은 계획시장의 개념에 이의를 제기한다. 만약 공적 목적을 달성하기 위해 공적 계획으로써 의도적으로 설계된다면 그것은 시장이 될 수 없다는 것이 그들의 주장이다. 그러나 북유럽 보건의료체계에 출현한 것은 정확히 이 특성을 가진 시장이다. 계획시장이 의도했던 것은 공적 목표를 성취하기 위해 기존의 공공체계안에 시장기전을 주입하는 것이다. 그러나 이것은 결정적으로 다른 방법을 통해 시장기전—사적 자본과의 연계 없이 신고전주의적 경제모델로부터 취해진 특정한 시장기전—을 설치하려는 것이다. 요컨대 계획시장은 동일한 공적 목표를 달성하기 위한 다른 수단일 따름이다.

3. 계획시장에 대한 선진국의 최근 경험

유럽에서의 최근의 개혁과 모든 OECD국가의 보건의료체계는 일관된 일련의 힘을 반영한 것이다. 세 가지 형태의 외부압력이 있다. 첫째, 인구 특히 인구의 노령화이다. 둘째, 기술 덜 침습적이고 더 강력하고 극단적인 방법의 개발로서 복강경, 내시경과 장기이식 등을 포함한다. 셋째는 경제적 압력이다. 이것은 경제의 지역화와 세계화의 연계 과정에서 반영된다. 유럽연방국가내에서 통합된 내부시장은 지역화 과정의 한 예이다. 동시에 제조와 조립을 위한 '해외 기반'을 찾는 회사들과 함께 세계화가 있다. 경제적 압력은 민간부문에 투자할 자본을 얻기 위해, 즉 민간부문의 회사들이 지역과 세계의 경제에서 더욱 경쟁력을 갖도록 하기 위해, 공공부문의 규모를 점차적으로 감소시켜야 한다고 주장하는 것에서 비롯된다.

이러한 세 가지 외부압력 외에도 컴퓨터 혁명과 컴퓨터화한 거대한 정보의 가능성에 의해 높아져가는 보건의료분야의 세 가지 내부압력이 있다. 한 가지는 보건의료체계에서 기존 자원으로부터 더 높은 생산성을 얻고자하는 것으로써 **효율성**에 대한 증가된 요구가 있다. 두번째는 더 우수한 결과를 달성하는 것으로 정의될 수 있는데 효과를 증가시키려는 압력이다. 이러한 압력은 1차 의료와 예방보건 서비스를 더욱 강조하기 위해, 얻어진 결과를 분석하는 임상연구를 늘리자는 것 이상으로 제기되고 있다. 세번째 압력은 환자에 대한 반응성을 증가시키려는 것이다. 광범위하게 역학적으로 정의된 인구의 요구와 환자의 치료선호를 충족시키고자 하는 요구이다.

3.1 **보건의료부문의 긴장 평가**

이들 내적·외적 압력에 대응하기 위하여, 선진국에서는 정책결정자 그룹내에 일련의 긴장이 출현하였다. 중요한 긴장은 보건의료 그 자체를 정의하는 것에 대한 것이다. 보건의료는 개인이 보건의료서비스를 받을 때 사회 전성원의 이익이 되는 공공선을 의미하는가? 이것의 대표적인 예는 예방접종에서 찾을 수 있다. 또는 그것이 아니라 보건의료는 경쟁시장에서 사고 팔 수 있는 재화인가? 이런 관점에서는 보건의료서비스는 그것을 받는 개인에게 편익이 주어질 뿐, 사회의 보다 넓은 이익은 존재하지 않는다. 더 심화된 질문은 이들 두 관점을 구별하는 것은 정책적 측면에서 어떤 결과를 낳게 되는 가라는 점이다.

정책결정의 두번째 긴장은 보건의료체계가 성취하고자 하는 목적 혹은 목표에 관한 것이다. 동일한 상황에 있는 모든 사람에게 그것은 연대책임을 갖는 것이 되어야 하는가? 혹은 보건의료체계의 목적은 생산적 자원의 효과적 이용을 극대화하는 효율성이 되어야 하는가? 더 나아가 사회적 연대를 다소간 손상시키더라도 생산성을 더 강조하는, 연대성에 효율성을 연계시키는 어떤 방식이 존재하는가?

선진국 보건의료체계내의 세번째 긴장은 공급되어야 하는 서비스의 적절한 수준을 누가 결정하는가이다. 공공계획가가 되어야 하는가 혹은 역학자이어야 하는가? 보건경제학자? 개별 국민? 정치가? 회사의 전략적 기획 관리자? 이 긴장은 현재 우선 순위 결정과 분배에 관한 몇몇 나라들의 보건의료개혁 논의에 반영되고 있다(Ministry of Welfare, Health, and Culture, 1992; SOU, 1995: 5).

정책결정의 네번째 긴장은 개개 공급기관, 특히 병원들의 역할과 관련한 것이다. 그들 기관의 목적은 무엇이 되어야 하는가? 병원을 둘러싼 지역사회 주민들의 요구를 충족시키는 지역사회에 기초한 임무이어야 하는가? 또는 더 많은 환자와 더 큰 소득을 획득하기 위해 시장점유와 경쟁적 이익을 우선으로 하는 기업가적 임무가 되어야 하는가?

마지막으로, 무엇이 그 체계를 움직여 나가고 기본 방향을 결정하는 중심 메커니즘이 되어야 하는가? 이 논쟁은 시장 지향적인 메커니즘의 권위와 공공부문의 규제 사이를 다시 이분하는 것이 되고 있다.

3.2 경쟁시장의 설계

한때 어떤 정책결정자들은 경쟁메커니즘을 보건의료체계에 이용하기로 결정하였다. 민간부문이든 공적부문이든 이런 결정에는 많은 다른 선택 사항들을 수반하게 된다. 따라서 보건의료정책에 경쟁적 접근을 채택하는 것은 의사결정과정의 시작이다.

먼저, 보건의료부문에 경쟁시장을 설계하기 위한 다양한 방법이 있다. 시장은 가격(price), 질(quality), 시장점유(market share)에 기반될 수 있다(Saltman, 1996 forthcoming). 가격에 기반한 시장의 예는 미국 항공산업―서비스의 질이 아니라 티켓의 가격이 그것인데 조직의 전략에 따라 결정된다―이다. 반대로 (적어도 최근까지) 유럽의 항공산업은 가격보다는 질을 우선시하는 전략에 기초하였다. 시장점유에 기반하여 구축된 시장은 각각의 경쟁 조직의 수준에서가 아니라 가격과 질의 결합으로써 정의될 수 있다. 현재 보건의료부문내에는 질에 기초한 전략을 우선하는 국가(스웨덴)들과 함께, 의사결정의 주된 기초로써 가격을 이용하는 국가(영국)들에도 시장이 존재한다. 오스트리아의 비엔나에서는 공공병원체계내에서의 실험 결과로 질에 의해 설계된 시장이 최근에 등장하였다(Koeck and Neugaard, 1995).

둘째, 신고전주의 경제모델에서 사용된 특별한 도구로부터 도출된

<표 4-1> 보건의료체계의 세 가지 기본 요소

재정	↔	분배기전	↔	생산/공급
·조세수입		·통합		·서비스 전달
·사회보험료		·계약		병원
·민간보험료		·상환		의사
·직접 지불				요양병원
				가정방문서비스
				·공중보건서비스

다른 유형의 시장메커니즘을 이용하는 것이 가능하다. 중심적인 시장기전은 예를 들면 협정된 계약 체계가 될 수도 있고, 환자선택과 소비자주권이 될 수도 있다. 두 가지 메커니즘 모두 신고전주의 모델로부터 도출된 것임에도 불구하고 개념적으로는 상호 모순적인 접근이다. 협정된 계약에서는 어느 서비스 제공자를 이용할 것인가를 관리자가 먼저 결정하고 계약을 맺으면, 환자는 그 서비스 제공 시설을 찾아가게 된다. 환자선택은 정확히 반대로 작용한다. 즉 어느 병원, 어느 의사를 찾아갈 것인가를 결정하는 것은 환자이고, 이에 따라 관리자는 돈을 지불한다. 두 가지 방식의 병행이 가능하지 않다는 명백한 사실에도 불구하고, 스웨덴은 체계내에서 두 가지 메커니즘 모두를 이용하려는 시도를 해 왔다. 그러나 몇몇 주 수준의 계획가들과 정치인들에게는 유감스럽게도, 스웨덴에서는 지금까지 환자선택이 주된 역할을 했다. 이 예는 시장요구가 내적으로 일관된 것은 아니라는 것을 보여 주는 것이며, 정책결정자들에게는 그들이 채택하고자 의도한 특정한 경쟁메커니즘이 무엇인가에 대해 명확히 해야만 한다는 것을 제시한다.

보건의료에서 경쟁 시장을 설계하는 세번째 측면은 보건의료체계의 각기 다른 부분에 그것이 도입될 수 있다는 것이다(<표 4-1> 참조). 그것은 재원을 조달하는 재정측면에 이용될 수 있으며, 서비스가 어떻게 전달되는가 하는 생산측면에 이용될 수 있다. 또한 분배기전이라고 불릴 수 있는 것을 위해서도 설계될 수 있다. 그것은 공급자 지불제도와 같이 서비스를 생산하는 기관의 재정을 늘리는 데 기여하는 것이기도 하다(Saltman, 1994b).

이 분석틀내의 세 가지 다른 요소들은 다양한 방식으로 구축될 수 있다. 보건의료 재원의 조달 방식은 여러 방법이 있다. 재원은 조세수입, 사회보험료, 민간보험료, 그리고 개인의 직접지불(저개발국에서는 가족, 마을 단위로 이루어지기도 한다)을 통해 조달된다. 각 나라의 보건의료체계에 따라 다른 재원 조달 방법을 취하고 있다. 많은 북유럽의 보건의료체계는 세금에 주로 기반하고 있다. 반면 대부분의 대륙쪽 유럽국가들은 사회보험료에 주로 의존한다. 미국의 보건의료재원은 민간보험료에 의해 일차적으로 조달된다. 물론 거의 모든 나라들이 주된 방법 외에 부가적인 재원 조달 방법들을 이용하고 있다.

생산체계를 보면, 다양한 요소들이 등장한다. 그들은 서비스 공급자 단위들이다. 조달된 재원이 공급자단위에 분배되는 기전은 다양하다. 한 가지 전통적인 접근방법은 예산과 봉급제를 수반하는 통합모델로서 예전의 영국의 국가보건의료서비스가 고전적인 예이다. 대안으로는 재원이 계약이나 상환을 통해 생산자측에 분배되는 방법이 있다. 상환제는 일반적으로 환자당으로 계산되며, 선불제일 수도 있고 후불제일 수도 있다. 선불제의 경우는 가격이 미리 정해지고, 후불제의 경우 가격은 서비스가 전달된 후에 정해진다. 따라서 보건의료체계의 축적된 재원을 생산자측에 분배하는 방식에 따라 다른 정책선택의 범위가 존재한다.

3.3 북유럽에서의 최근의 개혁

북유럽과 OECD 국가들에서 현재 진행중에 있는 보건의료개혁에

<표 4-2> 현재의 개혁 도구

재정	분배기전	생산
·민간보험자간 경쟁메커니즘	·협정된 계약	·공공병원의 반자율적인 관리
·민간보험 증가	·환자선택	·병원과 의사들간의 경쟁메커니즘
·사회보험 증가	·병원예산을 1차 보건의료 제공자 혹은 위원회에 제공	·서비스 전달의 분산
	·다른 일반의 지불체계와 인두제의 혼합	·문지기로서의 일반의
	·의약품에 대한 표준가격제	·서비스 제공자를 민영화
	·보험적용의 약품표	·보건과 사회복지서비스 간의(특히 노인을 위한) 조정 증대
	·본인부담금과 상환제	·질 개선

전반적인 제안
정보체계 증가 예방서비스 향상 환자권리

는 여러 가지 중요한 점이 있다. 무엇보다도 재정적인 측면에서는 몇 가지 활동이 있음에도 불구하고 최소 한도로 유지되고 있다(Saltman, 1994b). 현재 25개 OECD 회원국 중 23개가 보건의료체계에 재정을 늘리기 위한 경쟁시장을 설계하는 데는 별로 관심을 갖고 있지 않다. 나머지 2개 회원국은 네덜란드와 미국이다. 이 중 네덜란드는 1987년부터 사회적 연대는 유지하는 가운데 재정측면에 경쟁메커니즘을 도입하는 방법을 모색해왔다. 그러나 그들은 여전히 성공하지 못하고 있다(de Roo, 1995; van de Ven and Schut, 1995). 미국은 이미 재정적으로 경쟁시장이 존재하고 있는데, 현재 심각한 비용, 질, 그리고 접근성의 문제들을 초래하고 있다. 지금은 실패한 클린턴 의료개혁은 최악의 결과를 피하기 위해 재정측면의 경쟁을 강화하려고 했던 시도를 평가하고 있다.

현재 OECD 국가들내에서 보건의료체계의 개혁은 생산측면에 집중되고 있다. 병원과 의사들을 조직하는 다른 방법을 포함하며, 분배기전에 관해서는 공급자에 대한 다른 지불보상체계를 채택하는 것

등이다(<표 4-2> 참조). 분배기전—또는 공급자에 대한 지불보상체계—의 측면에서, 상환제도는 시장메커니즘의 다른 혼합, 즉 환자 선택, 협정된 계약, 공개입찰 등에 기반한 것이다. 또한 선진국 보건의료체계의 최근 개혁은 전적으로 경쟁 지향적인 것만은 아니다. 국가 개입과 같은 규제메커니즘의 이용도 증가하고 있다. 규제노력을 더 하는 하나의 예는 독일에서 볼 수 있는데, 1993년에 도입된 의약품에 대한 표준가격제(reference pricing)[1]가 그것이다. 다른 OECD 국가들에서도 의약품비용을 억제하기 위한 노력은 개혁의 1차 메커니즘으로서 경쟁이 아니라 규제로 돌아가고 있다.

보건의료체계의 분배메커니즘으로 경쟁적 유인을 도입하려는 노력은 만성적인 구조적 문제를 해결하지는 못했다. 보건의료체계는 세 가지의 서비스제공 수준을 갖는데, 병원부문, 1차 혹은 응급의료부문, 그리고 (산업화된 세계에서는) 사회적 의료부문이 그것이다. 그러나 북유럽의 공적으로 운영되는 보건의료체계에서는 단지 두 가지 공공부문에 대해서만 책임을 지거나 감독을 한다. 스칸디나비아 국가들에서는 공공보건의료와 관련된 두 예산 관리자들이 있다. 그것은 지역 예산(예를 들면 스웨덴의 주예산, 핀란드의 중앙병원구역 예산 등)과 자치도시의 예산이다. 두 예산 관리자 수준에서 세 가지 수준의 공공서비스를 모두 제공하도록 조정하는 조직적 전략을 고안하는 것이 과제이다(Saltman and von Otter, 1995).

특히 압력을 받고 있는 문제는 1차 보건의료의 최선의 위치와 관련한 것이다. 스웨덴은 일차보건의료가 병원들과 결합하여 지역수준에서 주체계의 일부가 되어야 한다고 결정하였다. 이러한 구조는 보건의료체계의 이들 두 가지 하위부문간에 더 우수한 협력을 이끌어

---

1) 국가가 모든 의약품을 약효 및 성분에 따라 분류하고 보험 상환 가격을 정해 놓고 있다. 이 표준가격보다 비싼 의약품을 사용할 때는 상환되는 부분 이외의 가격에 대해서는 환자본인이 부담하도록 되어 있다(—역자 주).

낸다. 그러나 사회적 서비스와의 조정은 더 복잡해졌다. 스웨덴에서의 최근의 한 가지 개혁은 경쟁적 유인의 도입을 통해 공공병원/지역 수준의 서비스와 사회적 의료/자치도시 수준의 서비스를 연계하는 것이다. 대안적 모델을 개발해 온 핀란드는 1차 보건의료를 사회적 의료와 함께 자치도시정부의 책임하에 둠으로써 이들 두 하위 부문간의 더 우수한 연계를 도모하였다. 그러나 문제는 병원에 이들 부문을 연계하는 방법에 있다. 1993년에 핀란드 개혁은 이 특별한 재정적 연계를 밀접하게 하기 위해 계약에 기초한 경쟁메커니즘을 채택하였다. 부분적으로 최근의 스칸디나비아 국가들의 개혁에서는 −계획시장을 도입하기 위한 희망으로− 공공부문안에 경쟁메커니즘의 이용이 시도되어 왔다. 이것은 공공체계안의 두 가지 예산수준에서뿐만 아니라 세 가지 보건의료하위체계가 갖고 있는 구조적 딜레마를 극복하기 위한 것이다.

3.4 재정측면의 경쟁 평가

보건의료체계의 재정측면에서의 경쟁문제로 되돌아가서, 다른 민간보험회사들간의 경쟁을 자극하려는 시도가 지니는 딜레마를 살펴보는 것은 의미있는 일이다. 이것은 특히 저개발국의 보건문제에 대한 논쟁에서 지배적인 것이 적절한 재정확보 문제이기 때문에, 저개발국의 보건의료 재정문제에 관한 토론에서 중요하다(Creese, 1995).

재정측면의 경쟁은 많은 사회적·구조적 합병증을 만들어낸다. 첫 번째는 역선택이다. 만약 여러 개의 경쟁하는 보험자들이 있다면, 효율적인 서비스전달체계를 운영하는 것보다 건강한 사람들을 가입시켜 돈을 버는 것이 보험자들에게는 더 쉽다. 이러한 전략의 예는 미국에서 보여진다. 건강유지기구(HMOs)를 비롯한 보험자들은 가난하고, 소수 민족이고, 그리고 고위험군에 속하는 사람들의 가입을 배제하기 위해, 의료기관의 위치나 제공하는 서비스를 조정한다. 예를 들면 건강유지기구(HMOs)는 이가 없는 노인은 건강상태가 더 나쁜 경향이 있고, 비용이 더 많이 드는 가입자이기 때문에 이들을 배제하기 위하여, 틀니에 대한 서비스를 제외한 다른 값비싼 치과서비스를 제공할 수 있다(Luft and Miller, 1988).

선택적 탈퇴는 두번째 문제이다. 민간 영리보험이 단지 건강한 사람들만을 가입시킬 때, 만약 어떤 가입자가 심각한 질병에 걸리게 된다면, 그 개인을 보험으로부터 탈퇴시키고자하는 강한 경제적 유인이 존재한다. 이것은 상대적으로 잘 알려진 수법을 통해 이루어질 수 있다. 고전적 접근방법은 그 환자에게 "우리는 당신을 돕고자 하나, 우리의 전문의들은 당신이 필요로 하는 정교한 능력을 갖고 있지 않습니다"라고 이야기하는 것이다.

경쟁적 재정구조에서 세번째 합병증은 높은 관리비용이다. 미국은 관리비용으로 전보건의료자원의 19~24%를 사용하는 것으로 추정되는데 이것은 많은 부분 재정측면의 경쟁의 결과이다(Woolhandler and Himmelstein, 1991; Woolhandler et al., 1993). 영국이나 스웨덴에서 일반적으로 받아들여지는 관리비는 5~7% 수준이다. 따라서 미국은 서비스의 전달에 관해서가 아니라 관리비용으로 네 배를 사용한다. 높은 관리비용이 영리적으로 운영되는 관리된 의료(managed care)보험사들 때문이라는 점은 흥미있는 일이다. 최근의 ≪뉴욕 타임스≫ 지의 조사에 의하면 1994년에 영리적인 건강유지기구(HMOs)들이 관리비용으로 소비한 돈은 그들 수입의 27.1%나 되었다(Freudenheim, 1995).

네번째 이상의 사회적 결과에 대응하기 위하여, 강력한 국가 규제의 도입이 필수적인 것으로 되고 있다. 이상하게도 재정측면에 하나 이상의 시장메커니즘이 사용되면 사용될수록, 그들이 공공부문의 경제적·사회적 목표를 달성하려 하는 한, 그 시장메커니즘에 대한 더 많은 규제가 요구된다(Saltman, 1994b). 이러한 역설적으로 보이는 국가 개입의 요구는 시장중심의 보건의료개혁에서 일반적인 문제라고 할 수 있는 데, 보건의료서비스의 사회적 선(善)이라는 성격과 시장의 불안정한 특성이 함께 반영되는(Polanyi, 1994) 것이다.

다섯번째 재정측면의 경쟁은 예방적인 보건의료서비스를 덜 강조하는 경향이 있다. 민간 영리 의료공급자들은 단기간의 경제적 성과에 주목하는 것이 필연적이다. 다른 기업들과 마찬가지로, 그들은 반년간의 혹은 일년간의 수익성의 측면에서 투자를 결정한다. 그러한 회계요구에 의해 건강증진이나 예방활동이 보험자의 결산에 즉각적인 도움을 주지 않는다면, 거기에 돈을 쓰는 것은 정당화되기 힘들어진다. 예를 들어 예방접종은 비용에 직접적으로 긍정적인 효과를 갖으나, 금연은 전형적으로 그렇지 않다. 민간보험자들은 따라서 보험자들에게 비용효과적인 것을 강조하되, 전체로서 개인이나 인구의 건강을 극대화해낼 수 있는 것에 대해서 반드시 그러한 것은 아니다.

한 가지 관련된 문제는 민간 보험회사들이 어떤 경우에 파산할 수 있다는 점이다. 이것은 구매자들에게 보건의료서비스의 단절과 높은 비용을 야기할 수 있다.

여섯번째 그리고 마지막으로, 네덜란드에서 발견한 바와 같이, 사회연대성과 민간 보험회사를 결합하는 것은 어려운 일이다(de Roo, 1995). 특히 만성적 질환자나 고위험군에 속하는 사람들이 이익 지향적인 보험회사에서도 받아들여질 수 있도록, 충분히 계산된 위험보정공식을 개발하는 것 자체가 어려운 일이다(van de Ven and Schut, 1995). 국가가 무능력하기 때문에 그들의 초기 계획 모델을 포기했던 네덜란드가, 감독하고, 규제하고, 운영의 안정성을 유지하기 위해 고도의 능력을 필요로 하는 국가내의 모델을 실현하기 위해 지금 7년을 보내고 있다는 것은 아이러니하다.

재정적 유인 동기의 사용이 북유럽에서 긍정적이 결과를 내었던

한 가지 예가 있다. 앞서 지적한 것처럼 스웨덴은 지역예산과 자치도시의 예산을 하나로 연계시키기 위해, 경쟁적 유인을 사용하였으며, 이를 통한 병원부문과 가정요양(home-care) 부문 혹은 사회적 부문간의 보다 효과적인 연계를 강조해 왔다. 이러한 접근은 덴마크에서 처음으로 채택되었던 시장유형의 메커니즘을 도입한 것으로, 스웨덴에서는 이를 통해 병원(주)과 사회 서비스(자치도시) 예산의 분리를 극복하려고 했다. 한때 어떤 노인환자가 병원을 떠날 것을 의학적으로 선언받았다. 그후 그는 자치도시의 사회 서비스단위로 옮겨졌는데, 여기에서는 일하는 요일인 5일 동안만 그 사람을 받아들이고, 그가 요구하는 사회적 요양을 제공했다. 그러나 사회 서비스단위는 주중 5일을 제외한 나머지 요일에는 그 환자를 받아들이지 않았다. 그래서 그는 주말에는 다시 병원으로 돌아가야 했고, 자치도시는 그가 추가로 머물고 있었던 병원에 전비용을 제공해야만 했다.

스웨덴의 몇몇 주에서는 이러한 예산의 연계 방식이 굳어지면, 자치도시들로부터 상당한 액수를 받을 것이라고 가정하였다. 과거에 자치도시들은 노인환자들을 12개월까지 병원에 놓아두었다. 참으로 그런 환자들은 '병상 장애물(bed-blocker)'이 되었고, 그것은 스웨덴 병원의 수용능력이 그렇게 크다는—특히 내과 분야가—한 가지 이유 때문이었다. 그러나 그런 장기입원이 환자들에게 나쁜 것이라는 논쟁도 없었고, 그들은 오히려 작업장에서의 건강 관리와 같은 강도가 높지는 않지만 더 적절할 수 있는 간호를 받지도 못하는 상태에 있었다. 또한 그들의 상태를 해결하기 위한 다른 조정위원회의 결합과 같은 계획이 없었고, 그들의 건강상태에 진전은 거의 없었다.

이 새로운 유사시장체제가 실행되었을 때 실제적 결과는 주가 기대했던 것과는 상당히 달랐다. 첫해에 자치도시들은 병상장애물이었던 환자를 주가 관할하는 병원에서 퇴원시키고, 그들 중 85%에게 간호를 제공했다(Johansson, 1996 forthcoming). 결과적으로 주는 그들이 기대하던 추가 재원의 적은 부분만을 받았다. 이런 예는 적절한 상황하에서 잘 설정된 경쟁메커니즘이 전통적인 관료적 계획체제하에서보다 공공부문과 다른 부문간의 연계를 보다 성공적으로 이룰 수 있다는 것을 보여준다. 더 나아가 재정적인 측면에서 비용을 절감함과 함께, 임상적이고 사회적인 측면에서도 환자의 건강에 더 도움이 되는 것이었다.

3.5 **분배와 생산측면 경쟁의 평가**

선진국에서 재정측면의 개혁활동이 미비했던 반면에 보건의료체계의 분배와 생산측면에서는 커다란 성과가 있었다. 분배측면에서는 경쟁유인이 보건의료체계 내부에서 특히 북유럽의 공공체계내에서 구조를 재편하는데 사용되었던 세 가지 중요한 예를 지적할 수 있다.

첫째, 계약의 다양한 형태가 나타났다. 전형적으로 이러한 새로운 계약관계는 이전의 단일한 명령-통제의 공공관료제를 구매자-제공자 체제로 재구축했다. 새로운 계약은 공적으로 소유되고 공적으로 운영되는 보건의료체계를 유지하는 것내에서 책임의 새로운 분산을 수반했다. 구매자 측면에서는 하나 또는 그 이상의 구매 혹은 의뢰당국이 설립되었다. 동시에 제공자 측에서도 병원과 보건소들은 반독립적이고 기업적인 형태로 재구축되었다. 그들은 고정된 예산으로부터가 아니라 그들의 성과에 따라 직접 그들의 재원을 받았다. 영국에서 이들 새로운 제공자 단위는 자영트러스트병원(self-governing trust)으로서 알려졌고, 스웨덴과 핀란드에서는 공공회사로 이름 붙여졌다(Smee, 1995; Anell, 1995). 보건의료의 공공부문내의 이러한 계약과정에서 중요한 요소는 병원이 보다 많은 수입을 획득하기 위해서는 구매 당국과 계약을 해야만 한다는 것이다. 구매당국은 가격과 같은 양적·질적 특성을 포함하는 병원의 성과에 대한 다양한 요소들을 조건으로 규정할 수 있다. 이런 유형의 시장은 전형적으로 제공자들이 가격경쟁에 기초한 협정을 하게 한다. 그리고 구매당국과 새로운 공공기업은 모두 민간기업과 같이 관리자들에게 권한을 부여한다.

두번째 아주 다른 경쟁메커니즘은 환자 선택에 의해 급성 진료(acute care)를 제공하는 공공부문의 예산을 관리하는 방법이다. 이들 개혁에서 환자들은 공적으로 운영되는 보건의료체계내에서 그들이 보게 될 병원과 의사들에 대한 선택의 기회를 갖는다(Saltman, 1994a). 다음으로 병원과 몇몇 의사들은 그들이 서비스를 제공한 환자수에 따라 공공재원으로부터 지불받는다. 이러한 환자주도 유형의 경쟁유인은 경제학에서 시장에서의 소비자주권의 역할과 같다. 그러나 그것은 단지 공적으로 운영되는 시설내에서만 적용되고 환자들은 그들에게 공적 계획관리에 의해 고정된 수가로 제공한다. 더 나아가 이러한 수가는 총비용이 사전에 고정된 예산한계내에 놓이도록 할 수 있다. 이러한 체제는 표준의 행위별 수가체계는 아니다. 이러한 환자 중심의 시장에서 공급자들은 전형적으로 그들 서비스의 질로써 경쟁하게 된다—실제로 이런 환자 중심의 구조는 가격에 기반한 시장이라기 보다는 질에 기반한 시장이라고 할 수 있다.

보건의료체계가 자원배분기전으로서 환자선택을 채택한 정도는 나라에 따라 다르다. 북유럽에서 스웨덴은 1991년 이래로 1차 보건의료와 병원부문에서 환자선택을 허용했고, 환자에 따라 재원을 배분하는 것으로 결정했다. 실제로 구매자-의료공급자 계약이 환자 선호에 의해 움직여질 수 있고, 따라서 환자 선택은 스웨덴에서는 주도적인 경쟁메커니즘으로 보일 수 있다(Saltman, 1994a). 반면 관리상 맺어진 계약은 영국의 경우 관리자와 계약을 맺은 의료공급자를 환자가 찾아가야 하는 것으로 스웨덴과는 반대이다. 따라서 서비스의 모든 수준에서 정책결정자들은 경쟁메커니즘의 이런 두 가지를 고려하여 결정해야만 한다.

분배메커니즘에서 개혁의 세번째 유형은 일반의에 대해 생산성에 따른 지불을 하는 것이다. 개혁으로 인해 고정봉급은 사라지고, 일반의들의 보수지불구조는 교육수준을 반영하는 기본 봉급에다 환자 수에 따른 인두제가 결합되었다. 또한 세번째 요소가 사용되었는데, 영국에서는 예방적인 활동에 대한 행위별수가제, 핀란드에서는 치료행위에 대한 행위별수가제가 그것이다. 이러한 둘째, 셋째 요소들을 통해, 일반의들에게 각 환자들에게 서비스를 제공하고, 이럼으로써 환자를 만족시키고자하는 경쟁의 유인이 생겼다. 또한 일반의들은 그들이 행한 일의 양에 따라 지불 받는다고 느끼고 있다.

개혁과 관련한 또 하나의 중요한 점은 1차 보건의료가 병원예산의 전부 혹은 일부를 관리하도록 한 북유럽에서의 노력이다. 이것은 1차 의사들이 병원에 대한 지불을 통제하는 효과를 갖는다. 어떤 점에서 이것은 북유럽에서 시장유인이 발생하는 것에 대한 가장 급진적이고 논쟁적인 것일 수 있다. 이들 새로운 체제는 일반의들이 환자들을 의뢰할 때만 병원에 지불한다. 1차 의료 후에 전문의 진료를 받게 함으로써, 병원은 1차 의료에 좀더 의존하게 된다. 이는 스웨덴에서는 1948년 이래로, 다수의 북유럽 국가들에서는 근 20년 동안의 목표였다. 다른 나라들은 이런 목표를 달성하기 위해 다른 메커니즘을 이용했다. 영국에서는 지금 예산관리일반의(GP fundholder)들이 병원들로부터 선택적 서비스와 진단서비스를 구매한다. 반면 새로운 실험적 프로그램은 일반의들이 모든 병원서비스를 구매할 수 있도록 하고 있다. 스웨덴에는 유사한 접근을 사용하는 두 개의 주—스톡홀름과 달라나—가 있다. 그러나 병원서비스의 구매자로서 일반의 대신에 1차 의료와 병원서비스 모두에 대해 지역수준에서 책임을 지는 공적인 정치위원회를 채택한다(Anell, 1995). 핀란드에서는 1차 의료에 예산을 준다는 것은 병원을 위한 모든 예산이 자치지역에서 지정된 보건사회위원회에게로 간다는 의미이다(Brommels, 1995). 이것은 전에 공식적인 사례가 있었다. 그러나 핀란드에서는 1993년에 있었던 보조금 개혁이 그것을 실현시켰다. 한 가지 흥미 있는 것은 영국에서는 병원예산이 사적인 일반의에게 주어진 반면, 스웨덴과 핀란드에서는 병원재원이 공적인 책임이 있는 지역 정치위원회에 할당되었다는 점이다.

3.6 계약의 구축

선진국에서 계속되고 있는 개혁에 대해 다음의 세 가지 문제가 제기될 수 있다. 첫번째는 계약 자체의 성격에 관한 것이다. 공적부문의 기관들이 민간부문의 기관들과 계약을 통해 성공적으로 협조하기 위해서는 공적부문의 기관의 강력한 능력이 요구된다. 그러나 공공의 목표를 달성하기 위해 민간회사들을 활용하는 것이 어려울 때에는 어떠한 계약인가가 중요해진다.

계약을 체결하는 데는 다양한 방법이 있다. 보편적인 계약은 모든 사람과 모든 서비스에 적용할 수 있다; 반면 선택적인 계약은 몇몇 사람과 몇몇 서비스에만 적용된다. 경(硬)계약(hard contract)은 미리 결정된 가격을 고정시킨다. 적대적이고 요원한 관계를 결합시키되 만약 무엇이 잘못되면 하나는 법원으로 간다. 경계약은 법정에서 투쟁할 수 있는 계약이라고 재정의 될 수도 있다. 대신 연(軟)계약(Soft contract)은 종종 공동 소유를 수반하며, 보건의료에서는 공공부문에서, 민간부문에서는 큰 주식회사 안에서 분리된 내부단위들간에['이전 가격(transfer pricing)'으로 알려져 있는] 전형적으로 이루어진다. 연계약은 가격과 양의 관계를 암시한다. 그리고 그해의 말에 계약자들은 상호간의 요구사항을 충족시키는 선에서 가격을 결정한다. 연계약에서는 가격이 계약의 끝에서 협상되고, 경계약에서는 가격이

처음에 결정된다. 중요한 구별은 경계약은 계약하는 당사자의 생존에 대해 걱정하지 않는다. 연계약에는 공동의 소유관계가 있고, 동등한 유용성을 가진다(만약 민간회사에 공공재원을 계약하는 것이라면). 계약파트너는 동일한 결과를 공유함과 동시에 운명을 같이 할 수도 있다. 그러나 최근의 미국연구는 성공적인 계약을 위해서는 공공부문의 기관이 고도의 관리 능력을 지닌 영리한 구매자이자 계약실현을 주의 깊게 감시할 수 있는 계약기관이 되어야 한다는 것을 지적했다(Kettl, 1993).

이와 함께 계약을 구성하는 다양한 내용들이 있다. 블록 계약(block contracts)은 특정서비스에 상관없이 일정금액을 전제로 계약하는 것이다. 환자당 비용계약(cost-per-case contracts)이나 가격·양 계약(price and volume contracts)은 합의되는 양에 따라 가격이 변화할 수 있다. 어떤 계약에서 질적인 문제의 포함 여부는 계약내용에 따라 다르다. 결국 중요한 것은 '위험이전 대 안전'의 문제이다. 전형적으로 경계약은 지불자인 공공기관이 환자의 의료 요구를 충족시킬 때 따를 수 있는 재정적 손실의 위험을 민간 의료제공자에게 이전하는 것이고, 그 대신에 의료제공자는 정규수입의 안전을 위해 그 위험을 받아들이는 방법이다.

3.7 지방분권화는 새로운 국가규제의 도입을 요구한다

두번째 주제는 계획된 보건의료시장에서 국가의 역할에 대한 것이다. 공공부문이나 민간부문이 책임을 어떻게 분산하는가에 상관없이(비록 모든 민간부문의 존재들은 그 자신을 분산시킬 필요가 없음에도 불구하고, 만약 그들이 커다란 주식회사라면 아주 집중화될 수 있다), 그리고 보건의료체계의 권위구조가 어떻게 변화되는가와 상관없이, 중앙정부는 여전히 책임져야할 중요한 역할을 갖고 있다

(Saltman, 1994b). 이 책임은 보건의료분야에 표준을 정하고 강화시키는 것, 서비스의 적절한 수준을 정의하는 것, 그리고 접근성을 보장하고, 그것을 달성하기 위한 기준을 결정하는 것을 포함한다. 국가의 역할은 또한 최소한의 질 평가 기준을 설정하고, 모든 국민들에게 평등하게 적용되는 보건정책을 수립해야 한다.

또한 국가의 책임은 의료공급자와 보험자의 행위와 성과를 지속적으로 감시하는 것을 포함한다. 예를 들면 스웨덴 사람들은 효과적이고 정교한 조절메커니즘을 세워 놓았다. 이들 새로운 조절기제는 과거 스타일의 투입중심의 명령-통제(이것은 자원의 수령을 통제하는 것을 의미한다)가 아니라 결과 중심의 규제이다. 현재 스웨덴에서는 각 주의 의회에 있는 보건복지국가위원회가 국가정책에 의해 수립된 기준이 충족되고 있는가를 판단하기 위해 보건의료부문의 활동으로부터 결과를 평가하려고 한다. 더 나아가 국가의 책임은 자격심사기능을 제공하는 것과 함께 보건부문의 성과에 대한 자료를 제공하기 위해 집중화된 정보수집체계를 구축하는 것을 포함한다. 자격심사는 환자가 계약을 체결할 의료제공자와 관리자를 선택할 때, 최소한의 임상적·교육적·경제적 기준을 충족시키는 자 중에서만 선택할 수 있도록 해야만 한다는 것을 의미한다. 자격심사는 또한 의료전문가, 의료공급자, 보험자에 똑같이 적용해야만 한다. 이렇듯 보건의료체계의 구조에서 분권화의 과정은 역설적으로 보이지만 그 국가에 새롭고 강력한 역할을 필요로 한다.

3.8 국가규제에 관한 새로운 관심

선진국의 보건의료체계의 개혁에 관련된 세번째 주제는 시장유형의 경쟁이 아니라 전통적인 정부 규제의 역할에 대한 것이다. 경쟁메커니즘의 다양한 실험과 함께 중앙정부는 보건의료체계의 특정 부문에는 보다 더 전통적인 조절수단을 도입하고 있다. 많은 정부들은 표준가격제(reference pricing)나 네거티브 리스트(의료보험에 적용되지 않는 의약품 목록)와 같은 다양한 비용억제수단을 도입하고 있다. 1993년에 독일의 중앙정부는 외래환자의 의약품 비용에 대한 주별 상한선을 도입했다(Busse and Howorth, 1996 forthcoming). 만약 이를 초과하면 의사는 그들에 대한 보험재원 지불액에서 (2억8천만 독일마르크까지) 첫 초과액만큼을 삭감당하게 된다. 이러한 조절방법은 처음 8개월간의 운영에서 외래환자의 의약품 비용을 8%나 줄이는 결과를 야기했다(*Financial Times*, 11 Nov. 1993). 독일의 두번째 예는 재정적 측면에 대한 것이다. 더 많은 요양병원과 가정방문서비스를 위한 재원조달방법으로서, 1993년에 모든 피고용인들은 봉급의 1%를 의무적으로 기여해야 하는 새로운 사회보험 프로그램이 실시되었다(이러한 부담은 독일 질병보험 체계내에서는 전형적인 것으로서 고용주와 피고용인 간에 똑같이 나누어진다). 한때 다시금 경쟁보다 규제가 최선의 해결책을 제시한다고 믿어지기도 했다.

두번째, 세번째의 주제들은 선진국에서 진행되는 최근의 보건의료체계 개혁이 시장유형의 경쟁유인을 도입하는 것에만 전적으로 의존하지는 않는다는 것을 보여주고 있다. 오히려 여러 형태의 혼합된 방식으로 개혁은 진행되고 있다. 그러나 거의 모든 선진국의 보건의료개혁에서 볼 수 있는 보편적이고 중요한 특징은 다양한 경쟁메커니즘을 통해 의료공급기관과 전문인력의 미시적 효율을 증진시키려 한다는 점이다.

3.9 **제한점과 교훈**

지금까지 선진국에서 진행되는 보건의료개혁의 특징을 살펴본 바, 몇 가지 제한점과 교훈이 제기된다. 개혁의 제한점들은 다음과 같다

(Saltman, 1994b).

① 개혁의 실행과정은 예상보다 더 많은 어려움에 직면했다.
② 시장중심의 개혁은 구조적 조정에도 불구하고, 국가규제를 더 요구하고 있다.
③ 서로 다른 정책목적들간에 갈등이 존재한다(예를 들면 협정된 계약과 환자 선택).
④ 계약에 기반한 시장 메커니즘의 거래비용은 예상보다 높았으며, 전반적인 비용효과성에 대한 의문을 불러일으켰다.

선진국에서의 개혁에 대한 현재의 경험으로부터 세 가지 중요한 교훈을 지적할 수 있다. 첫째, 보건의료체계에서 시장유형의 메커니즘은 생산과 분배의 영역에서 가장 큰 잠재성을 지니고 있는 것으로 보인다. 역으로 재정적 측면에서는 그렇지 않은 것으로 보인다. 둘째, 시장메커니즘은 단시간의 미시적인 효율성을 개선할 수 있는 것으로 보이지만 장기간에 걸친 재정적 효과와 실제 체계의 건강관련 효과에 대한 장기간의 영향은 알려지지 않았다. 재정적 결과나 효과도 아직 적절히 평가되지 않았으며, 이것은 개혁과정이 상대적으로 새로운 것이라는 사실의 반영이다. 세번째 교훈은 강조할 만한 것으로, 그 나라의 상황과 역사에 대한 고려가 개혁 성공의 중요한 열쇠가 된다는 점이다. 북유럽과 같이 보건의료가 공적으로 규제되고 공적인 책임이 있을 때 시장메커니즘은 가치 있는 것으로 보인다. 이것은 공공부문이 필수적이라는 것을 의미하는 것은 아니다. 다만 공급자들이 공적 책임감을 느낄 수 있는 체계이어야 한다. 환경이나 여건에 대한 광범위한 고려없이 시장메커니즘이 적용되어서는 안된다. 이것이 정책결정자들에게 중요한 교훈이다.

4. 저개발국에서 계획시장의 논리

보건의료체계내에서 적절한 공공/민간의 배분 비율에 대한 질문과 보건의료부문에 계획된 시장의 구조와 결과를 둘러싼 문제들은 선진국에서 현재 매우 중요한 보건의료논쟁으로 나아가고 있다. 효율성과 효과, 그리고 환자에 대한 반응을 증진시키려는 압력을 넘어, 공공/민간 비율과 계획시장의 역할에 대한 질문들은 국가보건의료정책이 성취하고자 하는 중심적인 정치적 과제이다. 이런 많은 문제들이 마찬가지로 몇몇 저개발국에도 관련되는 것은 자연스러운 일일 것이다. 그러나 서론부분에서 보았듯이 모든 선진국의 문제들을 저개발국의 맥락에서 토론하는 것은 바람직하지 않다. 더 나아가 많은 국가들내에 지역간 편차가 있듯이, 저개발국간에도 발전의 정도가 다르기 때문에 몇몇 선진국의 문제들은 단지 일부의 저개발국에만 적용될 수도 있다. 어떤 일반적인 유사성이 존재한다는 것을 인식하기 위해 저개발국의 보건의료체계에 선진국의 해결책을 도입해서는 안된다.

제2장의 최근의 선진국의 문제에 대한 검토는 저개발국에서 정부의 보건의료 정책결정가들에게 유용한 몇 가지 시사점을 제공한다. 첫번째 정책적 함의는, 보건의료개혁에 계획시장 접근을 채택한 국가들에서 공공부문은 여전히 잘 운영되고 있다는 것이다. 민간부문에 압도되기는커녕, 공공부문의 보건의료체계는 공적으로 소유되고 운영되는 기관들을 통해 공공의 보건의료목적을 달성할 수 있도록 재설계되고 강화되어가는 과정에 있다.

이것은 두번째 함의로 이어진다. 그것은 시장유인 지향에 의해 공적으로 운영되는 보건의료체계를 재구축하기 위해서는 많은 다양한 방법이 있다는 것이다. 공공회사, 인두제하의 일반의, 협정된 계약,

환자선택, 그리고 정부들간의, 혹은 정부내의 경제적 유인과 같은 개념들은 다른 유사한 유인개념과 함께, 국가의 정책결정자들이 보건의료의 공공부문 목적을 달성하기 위한 상당한 선택의 폭을 갖고 있다는 것을 보여주는 것이다. 선진국과 마찬가지로 저개발국에서도 시장메커니즘, 유인, 구조적 혁신은 보건의료제공자들과 보건의료체계의 사적 특성만큼 공적인 특성 또한 가질 수 있다.

세번째 관련된 함의는 정부의 보건의료 정책결정자들이 적용할 수 있는 다양한 경쟁 도구와 체제에 대한 것이다. 다른 시장유형 메커니즘을 이용하는 다른 경쟁적 전략들은 특수한 국가 환경과 보건의료정책의 목적에 맞게 재단될 수도 있다. 결과적으로 다양한 시장유형의 유인에 따라 많은 다른 형태의 보건의료시장이 있을 수 있다는 것이다.

네번째 함의는 분권화의 확대가 분열로 나아가지 않도록 국가의 기준, 감시, 평가의 향상을 요구한다는 역설적 명제에 관한 것이다. 이것은 중앙, 그리고 동유럽에 있는 국가들 중 러시아로부터 배울 수 있는 교훈이다. 비록 초점과 목적이 다를지라도 정부의 계획적 접근이 우선시 되는 것과 같이, 시장 지향적인 보건의료정책은 국가의 능동적 개입을 요구한다.

위의 네 가지 함의 이외에도 예측하기 어려운 중요한 문제가 남아 있다. 예를 들면, 선진국에서 시장유인은 보건의료체계의 생산과 분배측면에 가장 커다란 잠재성을 갖고 있는 것처럼 보인다. 이것은 경쟁행위가 보건의료체계의 재정측면에 대해서는 사회적, 경제적으로 해로운 결과를 미치기 때문이다. 그러나 많은 저개발국의 보건의료체계의 중요한 특성은 공공부문 자원으로부터의 재원조달이 불충분하다는 점이고, 따라서 민간보험, 지역사회의 협동조합과 같은 자발적인 보험, 개인부담, 민간조직에 의한 기부 등을 통해 민간재원을 조달하는 것이 불가피하다는 것이다. 가난한 저개발국들은 단일한 재원, 즉 공적으로 책임이 있는 보건의료재정체계를 만드는 것으로는 선진국을 따라오는 데 상당한 어려움이 있다. 대신 한국과 튀니지와 같이 더 부유한 선발 개발도상국들은 그들이 선진국에서의 그것과 유사한, 단일하고 강제적인 보험구조를 도입하는 것으로 충분한 재정능력을 갖고 있다는 것을 알 수 있다.

두번째, 보건의료서비스의 민간부문 제공만큼이나 공공부문에서도 유사한 딜레마가 존재한다. 몇몇 저개발국들은 선진국들과는 다른 관점에서 보건의료정책문제에 직면하고 있다. 예를 들어 더 가난한 저개발국들에서는 의사들이 봉급수준이 너무 낮기 때문에 이들이 공공부문에서만 일해야 한다는 것은 어려운 일이다. 실제로 부유한 환자들이 민간부문의 서비스만을 이용한다면, 가난한 환자들에 의해 사용될 공공기금은 더욱 심각하게 제한될 것이다.

그러나 다양한 층의 공공/민간 서비스 전달을 허용하는 데 따르는 경제적·사회적 결과와 임상적 질에 대한 문제가 남아 있다. 이러한 문제는, 전형적으로 민간부문의 개업의들에 기반한 행위에 초점을 두고 있는데, 공공부문에서의 낮은 질의 서비스와 민간부문에서의 환자에 대한 고가의 서비스나 불필요하고 중복적인 서비스를 제공하는 것 등을 포함한다(World Bank, 1995). 선발 개발도상국에서는 민간 영리병원들이 영국, 미국과 같은 선진국과 같이 시설중심의 보건의료서비스로 나아갈 가능성이 있다(Higgins, 1988; National Institute of Medicine, 1986).

따라서 저개발국들이 보건의료서비스의 전달에 대해, 등소평이 중국경제를 발전시키기 위해 언급했던 "검은 고양이든 흰 고양이든 간에 쥐를 잡는 것이 중요하다"는 것처럼 결론짓는 것은 어려운 일일 것이다. 보건의료가 공공재인가 혹은 경쟁시장의 상품인가 하는 논쟁에서, 대답은 "그러나 어떤 종류의 쥐가 잡힐 것인가? 개인적이고 급성의 치료인가 혹은 인구 대다수에 기반한 1차와 예방활동인가?"

가 될 수도 있다.

보건의료재정과 전달의 다양한 원천이 필요하다는 것은 많은 저개발국들의 어려운 경제 여건을 반영하는 것인 반면, 저개발국의 정치적 성격이 딜레마가 될 수도 있다. 저개발국가—그리고 중부, 동부유럽 그리고 이전의 소비에트공화국도 마찬가지로—에서 정치권력이 여러 집단에 분산되어 있다는 것, 그리고 결과적으로 정부가 안정적이지 않다는 것은 일반적인 상황이다. 이러한 환경에서는 시장의 출현이 아니라 '국가의 출현'이 더 적절한 요구일 수 있다. 경제력과 함께 이런 정치적 무능함은 보건의료부문의 개혁을 성공적으로 추구하기 위한 정책결정자들의 능력을 심각하게 악화시킨다. 심지어 몇몇 나라들에서는 혁신적인 개혁 프로그램을 수행하고 지탱할 수 있는 능력을 만들어내야 할 기술적 전문가와 정치적 의사결정자들 간에 적절한 대화가 없을 수도 있다.

저개발국들이 직면하고 있는 구조적 문제는 보건의료제도에서 성공적인 개혁을 수행하기 위해서는 필수적인 경영 및 조직의 하부구조에 대한 것이다. 기관 설립에 필요한 역량 개발은 다음 세 가지의 연관된 특성을 갖는 것으로 여겨진다. 지식, 과정, 실천(Paul, 1995). 만약 국가들이 재정 및 운영상의 훈련된 관리자를 적절하게 보유하고 있지 않고, 보건의료부문 내부에 혁신적 유인을 지지할 제도적 풍토를 갖고 있지 않다면, 북유럽에서 최근에 이용된 더 정교한 유인 지향의 개혁을 수행하고 지속하기는 어려울 것이다.

한편에서는 서비스제공자들의 다양성을, 다른 한편에서는 보편적인 보건관련 목적의 중요성을 인식한다면, 저개발국의 보건의료체계에서 연계약의 교훈이 다소간 적용될 수 있는가를 판단하는 데 적절할 수 있다. 연계약은 각 계약당사자들이 요구할 수 있는 예산 보정을 과거로 이끌게 하는 보편적 소유관계를 수반한다. 일반적으로 의료가 다양한 소유 관계에서 공급되는 저개발국에서, 적절한 메커니즘은 공공부문과 민간의료제공자를 결합시키는 것일 수 있다. 그 목표는 민간 의료제공자와 공공제공자 모두 운명을 같이함으로써 가능한 연계약의 특징을 자극하는 것이다. 이러한 유형의 관계는 예를 들면 자동차 산업에서 조립자와 공급자 간의 관계에서처럼, 제조업의 세계에서는 이미 발생하고 있다. 한 가지 흥미 있는 과제는 저개발국의 보건의료부문내에서 공공과 민간부문이 결합할 수 있는 유인, 혹은 조절체제를 설계하는 것이다.

마지막으로, 특정한 계획 시장 모델이 특정한 저개발국 상황에서 정확하게 부합한다고 가정하는 것은 현실적이지 않다. 가장 좋은 접근은 역사적·사회적·정치적, 그리고 경제적 맥락에 따라 계획시장 방법과 메커니즘의 가능한 적용을 고려하는 것이다. 이점에 있어서 계획시장은 비교연구에서 유래한 보건의료정책의 다른 전략과 마찬가지로 문제를 해결하는 처방전이 아니라 단지 지표가 되는 선택사항일 따름이다.

제5부
보건의료개혁을 위한 역량 강화

보건의료개혁을 위한 역량 강화
(Capacity Building for Health Sector Reform)

사뮤엘 폴

이 글은 국제보건정책프로그램(International Health Policy Program: IHPP)과 세계보건기구의 국가보건정책단위에 위임되어 보건의료개혁포럼에 의해 제안되었다. 첫번째 개정안은 1995년 5월에 스톡홀름에서 열린 보건의료개혁포럼 네번째 회의에서 발표되었으며, 최종적으로 포럼 회원들에 의해 보완 개정되었다. 세계보건기구는 이 글을 보건의료개혁포럼의 다섯번째 토론보고서로 발간하도록 허락해 준 IHPP에 감사드린다.

1. **배경**

제3세계의 개발에서 외국원조의 특별한 중요성이 인정된 이래 물질적 자산에 대한 투자가 주로 행해졌다. 사회기간시설, 건축물, 산업, 그리고 공공서비스에서 이루어진 막대한 투자는 도로, 댐, 병원, 그리고 발전소들과 같은 물질적 자산의 창조에 대부분 집중되었다. 그 가정은 이러한 자산이 자동적으로 사람들에게 산출(outputs)과 서비스를 제공하고, 그것으로부터 성장과 개발이 창출되리라는 것이었다. 개발 계획들은 주로 턴키(turnkey basis: 일괄수주) 방식으로 종종 원조제공자들에 의해 완성되었으며, 완수 후 운영을 위하여 정부에게 이양되었다. 정부가 그 계획의 활동과 이익을 유지하고 확대시킬 수 있으리라는 희망으로 대부분의 기술원조가 이루어졌다.

1970년대에 이르러 대부분의 저개발국가에서 만들어진 기간시설, 시설물, 서비스에 대한 투자가 적당한 결과와 이익을 만들어내지 못하였음을 보여주는 상당한 증거가 제시되었다. 그들이 창조한 사업과 자산은 질이 저하되었으며, 유지될 수 없었다. 그 사업을 관리하던 전문가와 자문가들이 돌아가고 그 지역관리자들이 현장을 떠난 후, 그 사업에 의한 활동과 이익은 정지되었다. 자문관이 계속 남아 있었던 몇몇 나라에서는 이러한 문제의 발생을 지연시켰을 따름이다. 정부들과 현지관리자는 시설과 서비스를 만족스럽게 유지하고 확장시킬 수 없었으며, 그러한 동기를 갖지 못한 것처럼 보였다. 이런 양상은 결코 원조에 의한 사업과 투자에 한정된 것이 아니었다. 그것은 외부원조 없이 정부 자신에 의해 주도된 많은 개발활동에서도 똑같이 적용되었다.

위에 서술한 현상을 해석하기 위해 개발전문가들은 많은 가설들을 제출하였다. 현재 많은 전문가들은 개발을 위한 주된 동인으로써 자본투자의 중요성이 과대 평가되었다는 것에 동의하고 있다. 몇몇은 유지를 위한 자원(순환비용)의 부족이 주된 문제였다고 주장하기도 한다. 그러나 적절한 자원을 갖고 있었던 많은 계획들도 역시 지속성 시험에서 떨어졌다. 다른 설명은 그 계획을 수행하는 국가가 허약했고, 기술적 원조가 효과적이지 못했다는 것이다. 이런 관점에 진실이 포함되어 있다는 것은 의심할 여지가 없다. 그러나 왜 (원조 없이) 계획을 주도했던 정부가 많은 경우에 동일한 운명을 겪었는가에 대한 설명은 아니다.

최근에 많은 국제적 관심을 불러일으킨 한 가지 가설은 그 나라의 인적·조직적 역량에 대한 관심의 부족이 개발노력을 좌절시켰다는 것이다. 이 견해는 자본투하의 중요성을 인지한다 그러나 상응하는 인적·조직적 역량이 유용하지 않다면 자본은 생산적이지 않을 것이라는 데 주목한다. 1970년대의 '세계은행' 경험은 그들의 계획이 특별한 계획 수행단위에 의해 지지받는 만큼만 무난하게 진행되었다는 것을, 그러나 정부가 '은행'의 수행단위를 강화하지 않은 채 그것들을 인계받았을 때는 문제가 발생한다는 것을 충분히 보여주었다. 이러한 견해는 개발에 성공을 이룬 동아시아 국가들에게서, 다른 무엇보다 그들의 높은 문자해독률과 교육수준, 그리고 그들 정부의 목적 의식성과 조직적 강력함에 의해 지지받는다. 교육은 인적 역량을 반영하고, 조직적 힘은 제도적 역량을 대표한다.

1980년대의 정책개혁과 구조조정의 출현은 인적·조직적 역량의 중요성을 증명해 주는 것이다. 다국적 차관기관들은 저개발국의 정책환경을 진단하고 정책개혁을 제안하거나 도움을 줄 전문가들을 저개발국에 보내는 것으로써 일을 시작하였다. 많은 경우에 이러한 접근은 유용한 연구들과 현명한 제안들을 제시하였다. 그러나 그 나라에서 이들에 의해 제시된 개혁의 실행정도는 미비했고 낮은 내재화로 이어졌다. 대부분의 국가에서 개혁의 수행을 위한 정치적 활동이 결핍되었다는 데 원인이 있었고, 현지 책임자들과 그들의 조직이 정책적 문제를 진술하고, 연구를 수행하고, 성공적인 정책대안에 접근하는 데 적합하지 않다는 것이 점차 증명되었다. 그들은 이 과정을 주도하고 유지하며, 원조제공자들과의 계약으로부터 발생한 활동을 효과적으로 수행할 정부내외의 조직적 메커니즘을 갖지 않았다. 예를 들어 정부의 경제각료, 대학, 자문회사들 내부에 거시경제와 관련 분석, 혹은 무역, 가격, 회계와 경영 분야를 다룰 전문가들이 부족하다는 것이 발견되었다. 전문가를 통해 개혁을 설계할 수 있다는 것은 확실하다. 그러나 대부분이 현지 담당자들에게 단기간에 기술을 이전하고 또는 개혁과정을 수행하고 유지하는 임무를 감당하지는 못했다.

　최근의 정책개혁과 함께 집단적인 개발 계획의 경험은 원조제공자들과 정부가 무시할 수 없는 중요한 교훈을 제시하고 있다. 간단히 말하면, 그 교훈은 저개발국에 있는 인적·조직적 역량이 그들의 물질적 투자와 정책개혁의 성공에 중요하다는 것이다. 외부 전문가와 원조는 초기의 변화를 도울 수는 있으나 변화를 내재화하고 유지하고 개혁하지는 못한다. 인적·조직적 역량을 신장시키기 위한 신중한 노력이 요구된다. 개혁과 제약조건에 대한 외부로부터의 처방이 이 임무를 수행하는 데 충분한 것은 아니다. '역량 강화'의 논리는 앞서의 진단에 대한 합의를 도출하는 데 정면에 존재한다.

2. 역량 강화의 개념

역량 강화에 대한 실용적 개념을 정의하는 것은 우리에게 새로운 조망을 가능하게 하고, 다른 개념들과 어디에서 겹쳐지는가를 알 수 있게 하는 유용한 것이다. 기술의 영역에서 역량은 정확한 의미와 내용을 갖고 있다. 예를 들어 기계의 역량은 측정되고 순위가 매겨질 수 있다. 구매자는 돈을 쓸 가치를 확신할 수 있다. 역량의 수명과 그것이 사용되면서 발휘할 효율에 대해서도 답할 수 있다. 따라서 역량은 다른 투입/물질과 결합하여 일정 시간 동안 일련의 결과를 내는 내구력을 지닌 스톡의 척도라고 이야기할 수 있다. 여기에서 역량은 측정할 수 있고, 볼 수 있으며, 다른 유사한 대상/척도와 비교되기에 적당하다.

인적·조직적 역량은 개념적으로는 기계나 다른 물리적 대상과 다르지 않다. 그러나 실제에 있어 그것을 측정하거나 보고 비교하기는 어렵다. 예를 들어 기술을 가진 사람을 일정 기간 동안 쓸 수 있는 역량의 스톡이라고 생각할 수 있다. 구조와 체계와 다른 역량들을 갖고 있는 어떤 조직도 또한 일정 기간 동안 서비스나 산출을 낼 수 있으므로 하나의 스톡이 된다. 여기에서 주목할 만한 차이는 기계는 사용과 함께 낡아지지만 사람은 일정 시간이 지나면 질이 향상될 수도 있다는 것이다. 중요한 것은 역량 강화란 시간이 지나면서 계속해서 발휘될 수 있는 역량이라고 불리워지는 바람직한 질과 형태의 스톡을 창조하고, 확대하고, 향상시키는 일이라는 것이다. 스톡 그 자체가 허약하고 낡았을 때는 더 우수한 관리를 한다고 하더라도 반드시 향상된 결과를 낳지는 않는다. 훌륭한 정책결정자나 관리자는 필요한 자질을 지닌 유용한 인적·조직적 역량이 있을 때 훨씬 더 많은 성취를 이룰 수 있을 것이다. 따라서 역량 강화의 초점은 아무리

유용한 것일지라도 관리하는 데 있기보다는 그 스톡을 개선하는 데
놓여진다.

실제로 많은 사람들이 훈련과 개발의 새로운 명칭으로써 역량 강
화를 사고하는 것으로 보인다. 어떤 사람들은 제도 개발 혹은 우수
한 관리의 한 요소로서 역량 강화를 바라본다. 이러한 개념들 사이
에는 분명히 중복이 있다. 훈련은 의심할 여지없이 역량 강화 노력
의 한 중요한 부분이 된다. 그러나 역량 강화는 제도개발과 중첩될
수 있는 많은 다른 요소들을 구체화하는 훈련 이상의 것이다. 활동
이나 조직이 효과적으로 그리고 효율적으로 관리되기 위해서는 그
전에 역량 강화가 적절히 합리적으로 이루어질 필요가 있다. 현재로
서는 제도개발과 관리가 역량 강화보다 더 넓은 개념들이라는 점에
주목하는 것으로 충분하다. 제도개발은 적절한 법적인 틀을 요구할
수 있다. 그러나 그것이 역량 강화와 같은 것은 아니다. 그러나 만약
법적인 틀의 설계가 어떤 역량의 부족으로 방해된다면, 그때의 역량
강화는 특별한 중요성을 갖게 된다. 한 부문, 프로그램, 또는 조직과
같은 특별한 맥락에서 인적·조직적 역량의 스톡을 확장하고 향상시
키는 것이 일차적인 관심일 때, 역량 강화는 전개하기에 가장 적당
한 개념이다.

보건의료부문의 맥락에서 볼 때, 다음 네 가지 차원을 따라 역량
강화의 개념을 정교하게 하는 것이 유용할 것이다.

- 인적 대 조직적 차원
- 계획 대 실행의 차원
- 미시 대 거시의 차원
- 인지 대 실천의 차원

2.1 인적 대 조직적 역량

위에서 지적한 것처럼, 훈련과 기술개발은 대부분의 사람들이 관심을 갖고 있는 역량 강화의 핵심이다. 그것이 사업 프로젝트이건 정책개혁이건간에, 직원에 대한 교육과 훈련은 보통 필수적인 조건으로서 받아들여진다. 훈련된 인력이 어떤 역량을 지닌 조직적 환경에서만 효과적으로 이용될 수 있다는 사실을 인식하기는 어렵다. 사람들은 공동의 목표를 달성하기 위해 함께 일할 필요가 있다. 그들에게는 요구되는 자원이 주어지고, 감독되고, 동기부여될 필요가 있다. 이들 조직적 메커니즘과 체제를 창조하고 관리하기 위한 역량은 특정한 임무를 수행하는 사람의 역량과는 분명히 다르다. 인적(개별적인 의미에서)·조직적 역량은 다르지만 상호 보완적이고, 상호 강화시키는 것이다. 명확한 임무가 부재하고, 구조가 부적당하며, 내부 체계와 실천이 허약하고, 적당한 자율성과 유인의 부족으로 고통받는 등의 인적 기능상의 중요한 약점을 지닌 조직에서는 그 구성원들이 비록 잘 훈련되고 능력있을지라도 생산적이지 않거나 수행의 동기를 부여 받지 못할 것이다. 이 모든 문제들이 조직적 역량에 결함이 있기 때문이라고 할 수는 없다. 그러나 분명히 여기에는 일정 기간 동안 체계적인 역량 강화를 통해서만 향상될 수 있는 거대한 영역이 있다. 어떤 주어진 조건에서, 인적·조직적 역량이라는 양 측면의 문제를 진단하는 것은 두 가지 유형의 결함에 대한 처방이 다를 것이므로 중요하다. 정책분석에서 조직의 역량 강화는 개별 조건에 맞는 접근을 요구하는 반면, 인력에 대한 표준적인 훈련과정은 지역적으로 혹은 국제적으로 조직될 수 있다.

2.2 계획 대 실행 역량

계획과 실행의 이분법은 때때로 과장된 것일 수 있지만, 역량 강화를 논의하는 데는 유용한 구별이다. 계획과 실행은 다른 기술과 역량을 요구한다. 기본적인 훈련과 지향, 그리고 이들 활동에 요구되는 조직체계는 같지 않다. 환경을 분석하고, 정책적 대안들을 만들고, 선택하기 위해서 계획에는 전문가적 기술이 요구된다. 그러나 정책과 계획이 성공하기 위해서는 그것의 실행과 강력한 연계가 필요하다. 그러므로 역량 강화는 양차원을 포괄하는 것으로 해석될 필요가 있다. 계획역량은 분석기술, 폭넓고 깊이 있는 환경(부문)에 대한 이해와 다부문간의 협력에 초점을 맞춘다. 실행역량은 조직적인 활동, 유인, 협동, 그리고 결과에 더 많은 초점을 맞춘다. 역량 강화에서는 둘 사이에 존재하는 상호의존성에 주목할 필요가 있다. 주어진 상황에서 둘 사이에 심각한 불균형이 존재하지 않는 한 한쪽에 대한 지나친 강조를 해서는 안된다.

2.3 미시 대 거시의 차원

미시적 수준(예를 들면 지역기관 또는 한 병원 수준의 특정한 프로그램)에서 역량 강화는 정책이나 계획보다 실행하거나 관리하는 것에 더욱 관련이 있을 수 있다. 광범위한 정책과 프로그램 설계는 상급단위에서 주어지거나 영향받는 경우가 많기 때문이다. 이것은 미시적 수준에서의 정책에 대한 이해나 역량에 대한 요구를 배제하는 것은 아니다. 다른 측면에서 실행역량은 미시적 수준에서 특별한 중요성을 지닌다. 자산을 관리하고, 서비스를 전달하고, 감시하며, 환류를 이용하는 역량과 기초적인 수준에서 성과에 대한 동기를 부여하는 것은 미시적 수준의 효과에 중요할 것이다. 거시적 수준이나 부문 차원에서는 정책을 분석하고, 정책대안을 선택하며, 중간과정을 조정하는 데 더 큰 관심이 요구된다. 더 높은 수준에서 실행에 관심이 있을 때는, 사실은 이 기능이 미시적 수준의 요인들과 공유되는 것이 대부분의 경우이다. 실행에 있어 거시적 수준의 역할은 직접적인 행동이라기보다는 계획과 감독의 하나이다. 결국 정책과 계획 역량은 거시적 수준에서 더 큰 관심을 받을 필요가 있다.

2.4 인지 대 실천의 차원

지식의 전수와 분석기술의 개발은 역량 강화의 기본이다. 결과적으로 교육과 훈련은 공식적이든 비공식적이든 개인의 역량을 개발하고 향상시키는 데 중요한 역할을 한다. 보건의료부문에서는 역량 강화에서 인지의 문제를 강조한다. 이것은 정책분석의 영역에서도 마찬가지이다.

그러나 지적인 면에서의 지식에 대한 투자가 역량 강화에 요구되는 모든 것이 아니다. 지식을 이용하고 적용하는 능력은 일정 기간 동안 실천하는 기회에 크게 의존한다. 이것은 많은 부서들과 팀들과 조직들의 통합을 변함없이 요구하는 조직적 역량에서는 더욱 그러하다. 우수한 이론적 지식을 갖고 있는 사람들조차도 상황을 이해하고, 관계를 형성하고, 새로운 체계와 실천을 설계하고, 교섭하고 협상하는 등의 관련 역량들을 개발하고 정교히 조정하기 위해서는 시간을 필요로 한다. 조직적 팀들은 일정 기간 동안의 실천으로 이들 과정을 움직이는 방법을 개발하고 체화한다. 시행착오와 행위에 의한 학습은 역량 강화 과정의 한 부분이다. 이것이 역량 강화를 위한 전략에 있어서 장기적 관점이 필수적인 이유를 설명해 준다.

요컨대 위에서 논의된 각각의 차원들은 역량 강화에 대한 사고에 유용한 출발점을 제공한다. 인적·조직적 역량을 구별하는 것은 이들 두 가지의 개발에 필요한 접근법과 각각의 특정한 단계들이 다르기 때문에 유용하다. 계획과 실행 역량 모두에 대한 관심을 통해, 활동 능력의 강화가 중요하다는 점이 부각된다. 미시적·거시적 차원에서는 경제의 각 수준에 따라 역량 강화의 필요성을 진단할 필요가 있다. 역량 강화의 인지적·실천적 차원은 특히 복잡한 조직적 역량이 수반될 때 왜 시간이 필요한가를 설명해 준다. 이러한 개념범주를 따라 역량을 분석하고 평가하는 것은, 문제에 대한 더 나은 이해와 경제의 다른 부문에서 역량 강화전략을 개발하는 데 더 건전한 기초를 제공할 것이다.

2.5 **보건의료개혁**

오늘날 저개발국에서는 보건의료부문의 개혁이 폭넓게 논의되고 있다. 그들의 전반적인 목적은 효율성, 형평성, 공공의 만족, 건강 증진과 같은 보건의료부문의 성과를 향상시키는 것이다. 보건의료재정, 서비스의 선택과 비용 효과, 서비스에 대한 도달과 접근, 분권화, 다부문적이고 법적인 문제들은 최근에 많은 관심을 끈 개혁의 측면들이다. 이들 개혁을 촉진시키기 위해 역량 강화가 토론에서 어떻게 개념화되고 있는가를 살펴보는 것이 필요하다.

보건의료재정은 정책개혁에서 많은 요소들을 필요로 한다. 공공부문으로부터 시장으로의 이동에 대한 범위와 한계에 대한 정책분석과 표준, 질, 가격의 적정성에 대한 기준 설계가 먼저 이루어져야만 한다. 예를 들어 민간 개업의들과 의료보험의 역할을 상세히 설정하는 것은 좋은 정책분석을 위해서뿐만 아니라 조직적 평가와 실행 분석을 위해서도 요구된다. 새로운 조직, 입법, 그리고 가능한 한 정보의 네트워크를 구축하고 모니터하는 일이 요구된다. 보건의료재정의 개혁이 사실상 부문의 일이고 주로 정책적 선택을 필요로 함에도 불구하고, 그것을 계획하고 실행하는 역량은 몇몇 우수한 사람에 의한 분석적 역량을 획득하는 데 제한되지 않는다. 실천을 통해 역량을 정교하게 조정하는 것뿐만 아니라, 조직적이고 실행능력을 지닌 역량이 요구된다. 정책분석의 기술은 조직 역량과 실행 역량의 평가와 함께 이루어져야 하는 하나의 출발점이다.

우리가 개혁에서 분권화를 추진할 때, 복잡한 정책분석 역량이 이 개혁을 위해 요구되는 핵심역량은 아니다. 오히려 필요한 것은 조직구조, 체계, 과정을 평가하고 설계하고, 적당한 법과 재정적 틀을 만들고 강화하며, 그리고 중심단계를 수행할 다른 수준의 인력에게 동기를 부여하고, 관리하기 위한 역량이다. 예를 들어 법과 재정에 대한 지식은 확실히 중요할 것이며, 아마도 어디에서고 지원받을 수 있다. 그러나 이 지식을 적용하고 응용하며, 체계를 만들어내고 그것을 움직이게 하고 지원할 유인을 만드는 역량은 일정 기간 동안 지역적으로 구축되어야 한다. 그 나라의 특정한 상황이 요구하는 역량의 성격과 혼합을 이해하기 위해 이러한 기준을 따라 보건의료개혁의 여러 요소들을 조사하는 것은 유용하다.

부문에 상관없이 역량 강화는 지식전달 이상을 포함한다. 따라서 지식, 과정, 실천의 측면에서 역량 강화를 사고하는 것이 더 적절하다. 지식은 분석적이고 실재적인 이해에 초점을 맞춘다. 기술은 개발 구축되는 것이다. 과정은 조직의 강도와 형성되는 범주를 의미한다. 실천은 지식과 과정이 내재화되고 강화되는 수단이다. 역량 강화에 대한 여러 가지 중요한 함의들이 이 해석으로부터 도출된다.

1. 각 개혁을 이해하기 쉬운 분명한 요소와 결과로 해부하는 것은 많은 장점이 있다. 각각의 요소를 위해 개발될 필요가 있는 역량들이 확인되고 할당된다. 예를 들어 시장으로의 변화는 충분한 정책분석과 관련된 경험적 연구를 수행할 역량을 지닌 사람

을 요구할 것이다. 그러나 계약을 하고 서비스를 모니터하는 것과 표준을 설계하는 것에는 또한 전문가가 요구될 것이다. 관리와 실행의 기술은 이들 체계적인 일을 하는 데 필요불가결한 것이다. 따라서 다른 훈련, 경험, 지향들이 개혁의 다른 요소와 임무들을 위해 요구될 것이다. 어떤 임무는 개별 기술과 함께 효과적인 조직체계를 요구할 것이다. 이러한 개혁임무의 체계적인 서술과 평가는 적절한 곳에 위치할 역량의 유형과 차원을 명확히 하는 것을 도울 것이다. 최종적인 체크리스트는 창조되고, 확장되고, 향상될 필요가 있는 것과 이미 존재하는 역량을 파악할 수 있게 한다.

2. 역량 강화의 속도는 기술의 적용과 경험의 획득을 통해 가속화된다. 현장에서 새로운 기술을 실천할 기회가 없이 훈련이 이루어지는 교실은 많은 조직/부문에 존재하는 역량을 갉아먹는 결과를 낳는다. 훈련받은 인력은 '이론적이다' 그리고 '아카데믹하다'라는 딱지를 얻게 될 수도 있다. 역량은 실천이 과정 그 자체로 행해질 때만 강화되고 유지된다. 이것은 몇몇 부문에서는 기술적 원조와 함께 중요한 문제가 되고 있다. 사람들은 그들이 자동적으로 적절하게 배치되고 이용될 것이라는 희망에서 그 나라나 해외에서 훈련된다. 서비스가 적절하게 이용될 것이라는 바람으로 새로운 조직들이 만들어지고 재원이 모인다. 그러한 기술과 조직에 새로 접하는 나라에서는 이것이 비현실적인 가정이었음이 드러날 수 있다. 보건의료와 같은 부문에서는 권위 있는 사람들이 개혁의 성격에 대해 익숙하지 않거나 확신하지 못할 경우도 있다. 그들의 전문가적인 배경은 정책개혁을 시작하거나 정책분석을 수행하기에 항상 적당한 것이 아니다. 이런 조건하에서 잠재적인 이용자들(정부, 부문의 기관 등)을 격려함

으로써 새로운 역량을 끌어들이려는 노력은 올바른 일이다. 다시 말하면, 역량 강화는 순전히 '공급자'만의 과제이어서는 안 된다. 만들어진 역량을 이용하는 '수요자'를 창조하고 자극하는 임무에도 특별한 관심을 기울여야만 한다. 이 임무가, 주인격인 정부와 기관들이 그 새로운 요구와 아이디어를 내재화할 수 있도록 원조제공자측에 참여적인 접근을 요구하는 것은 당연한 것이다. 보건의료부문의 경험은 이런 맥락에서 적절하다. 수요자인 사람들이 치료적인 의료에 중요성을 부여하게 되면, 혹은 그들의 인식이 개선되면, 공급자인 의사에게 주어진 훈련은 많은 경우에 더 잘 이용된다. 정책분석가나 관리자들이 같을 수는 없다. 보건의료의 정책결정각료의 '마음가짐'은 역량 강화를 위한 전략의 한 부분으로써, 영향받고, 변화될 필요가 있다.

3. '실천'의 기회와 '수요'의 창출은 일련의 기간과 결과가 미리 결정되어 있는 훈련처럼 계획될 수 없다. 실천의 기회는 어느 정도까지 계획될 수 있다. 그러나 조건은 변할 수 있고, 기회는 날아가 버릴 수 있다. 어떤 한 순간에 실재하는 것으로 보이던 수요는, 다음 순간에는 사라진 것으로 보인다. 포드 재단은 1950년대와 1960년대에 라틴아메리카에 대한 여러 새로운 연구와 정책을 분석하는 기관을 설립하는 것을 도왔다. 약속된 출발에도 불구하고, 한 나라에서 권위적인 체제가 들어서자 이 기관은 적대적인 환경에 맞부딪쳤다. 그들의 훈련과 자문 서비스에 대한 그 어떤 수요도 거의 존재하지 않았다. 기금제공자로서 포드 재단은 일정기간 동안 막대한 비용으로 건설된 가치 있는 역량들이, 지속적인 지원이 없을 때 손실될 수도 있다는 믿음으로 이 실속 없는 기간에도 그들을 계속 지원했다. 여기에서 중요한 교훈은 수요가 취약하고 실천을 위한 기회가 불확실하더라도

역량 강화는 장기간의 전망으로 수행되어야만 한다는 것이고, 적절한 자원을 배치하기 위한 약속은 장기적일 필요가 있다는 것이다. 전형적인 단기간의 'TA 프로젝트' 심성은 대부분의 저개발국의 역량 강화 맥락에서 부적절하다.

3. **전략적 문제들**

보건의료부문에 특별한 전략의 형성을 돕기 위해, 역량 강화에서 논의되어야 할 다섯 가지 전략적 문제를 아래와 같이 토론하였다.

3.1 **역량의 강화와 이용을 가로막는 것은 무엇인가**

역량을 창조하고 이용하는 데 있어서 보이지 않는 장벽은, 처음에 그 역량을 요구하는 이용자들의 정보와 인식의 결핍이다. 잠재적 이용자들(정책결정자, 각료들)이 냉담하거나 심지어는 무지를 넘어 정책개혁에 적대적이기까지 할 때, 역량 강화에 대한 지원은 미약하게 유지되기 쉽고, 존재하는 역량은 드물게 이용된다. 예를 들어 만약 의사와 다른 전문가들이 정책분석과 개혁의 필요성을 인식하지 못하거나 그것이 의미하는 것에 확신이 없다면, 그들은 그것을 위해 역량 강화를 지원할까?

유사한 상황이 산업부문에서 MBA를 훈련시키려고 인도의 아메다바드에 인도경영연구소(Indian Institute of Management: IIM)를 설립할 때 발생하였다. 많은 산업지도자들은 새로운 졸업생들이 할 수 있는 일에 대한 확신이 없었다. 그들에게 IIM의 '생산물'에 대한 정보와 교육을 제공하기 위해 특별 캠페인이 긍정적인 결과를 기대하면서 시작되었다. 졸업생들이 자동적으로 산업체에 흡수될 것이라는 가정은 현명하지 못한 것이었다. 역량 강화에 앞서 정책개혁과 분석에 대한 잠재적 이용자들의 태도를 어떻게 긍정적인 것으로 바꿀 것인가가 전략적인 문제이다.

두번째 장벽은 역량 강화를 방해할 수도 있는 이용자들의 잘못된 유인이다. 이 경우에 잠재적 이용자들은 정책개혁이 하는 것에 대해 잘 알고 있을 수 있다. 그러나 그들은 자신들의 권력과 후원을 잃게 될 수도 있는 개혁에 저항하는 경향이 있다. 정책결정자들이 현상을 유지함으로써 이익을 얻고 있을 때, 그들은 개혁을 지지하거나, 개혁을 위해 역량을 강화할 동기를 갖지 못할 것이다. 일반적으로 기존의 이익을 깨는 것은 중대한 위기를 가져온다. 이것이 민영화와 같은 개혁이 심각한 재정난에 처한 나라에서만 발생하는 이유이다. 때때로 현 상태에 얽매이지 않는 예외적인 지도자나 새로운 체제가 개혁을 주도할 수 있다. 그들은 역량을 강화하는 데 동맹군이 될 수 있다.

결국, 재정 자원의 부족은 역량 강화 노력을 약화시키는 경향이 있다. 희소자원을 쟁취하기 위한 전쟁에서는 긴급하고 압박받고 있는 문제들이 늘 승리하는 경향이 있다. 적절한 자원이 할당되지 않을 때, 새로 창조된 역량은 불충분하게 유지되고, 비슷한 현상이 계획의 완수까지 뒤따른다. 숙련된 전문가들은 새로운 조직을 떠나거나, 그들에 대한 보상이 유인으로 작용하지 않기 때문에 성과에 동기를 갖지 못하게 된다. 인적·조직적 역량은 덜 이용되는 채로 유지된다.

원조는 이런 장애를 다루는 데 전략적 역할을 수행할 수 있다. 말레이시아는 독립후, 상당한 배당금을 받아 공무원의 훈련 및 개발과 정부기관의 현대화에 대규모의 투자를 했다. 그들은 행정서비스 체계를 현대화했고, 공무원의 임금수준을 상당히 향상시켰다. 더 가난한 국가들은 이런 규모로 역량 강화 노력을 수행하는 것이 어렵다는 것을 발견할지도 모른다.

3.2 역량 강화의 요구는 어떻게 평가되는가

역량 강화에 대한 전통적인 접근은 주로 공급측면에 집중하는 경향이 있다. 평가는 전형적으로 조직, 시설, 기술로 구성된다. 앞서의 장애물에 대한 논의는 공급측면이 안정되기 전에도 다른 요소들을 고려할 필요가 있다는 것을 보여준다. 이용할 수 있는 자원과 역량의 잠재적 이용자들의 태도, 준비, 유인은 명백히 평가되어야 하는 중요한 요소들이다. 그러한 과제는 역량 강화를 위한 전략의 형성과 다음 단계의 계획에 도움을 줄 수 있다.

제2장에서 논의된 역량의 네 가지 차원들은 역량 강화 요구의 평가에 적절하다. 보건의료재정을 위한 역량 강화 요구는 인적·조직적 측면 모두에서 평가되어야만 한다. 문제를 분석하는 역량뿐만 아니라, 보건의료재정에 요구되는 적절한 조직, 체계, 규정들을 계획하고 관리하기 위한 역량도 마찬가지로 창조될 필요가 있다. 따라서 평가는 전범위를 모두 포괄해야만 한다. 재정은 한 부문의 문제이고 평가는 미시적인 수준보다는 거시적인 수준에 초점을 맞추어야 한다.

요구 평가에 사용된 메커니즘은 그 나라 혹은 그 부문의 상황에 따라 변화할 것이다. 자문관이나 특별조사단은 그 과정에 도움을 줄 수 있다. 그 부문의 맥락에 따른 조심스러운 평가와 제안된 역량에 대한 미래의 이용자들에 대한 자문은 실행으로 이어져야만 한다.

3.3 언제 역량에 대한 수요가 강조되어야 하는가

일차적으로 평가요구에서 이용자들의 인식과 유인이 문제를 야기할 수 있다는 점이 드러나면, 수요에 특별한 관심을 두어야만 한다. 인식의 부족과 이용자들의 잘못된 유인들을 다루는 수단과 방법은 역량 강화을 위한 전략에 도입될 수 있다.

두번째, 역량이 새로운 '생산물'을 낼 때마다 역량의 수요측면은 특별한 강조를 요구할 것이다. 이것은 인식이나 유인의 문제보다 더 그러하다. 이용자들은 단지 새로운 역량을 다루는 것만을 준비하고 있는 것은 아니다. 위에서 인용된 IIM 사례에서는, 회사의 최고관리자들로 하여금 영업문제를 해결하는 새로운 방법을 취하도록 특별한 상급단위의 경영프로그램이 만들어졌다. 이것은 IIM에 의해 시장에 진입한 새로운 졸업생들이 활용될 수 있다는 것을 확신하도록 하는 접근법이다. 대학 연구진에 의해 수행되어야 할 연구에 보건부의 상급관리를 참여시키는 IHPP전략은 보건부에서의 정책개혁 주체를 새롭게 했기 때문에 수요자측에 특별한 관심을 부여하는 또 하나의 예이다.

세번째, 역량이 이용자의 통제 밖에서 창조되었을 때, 수요자 측면에 특별한 관심이 주어지는 것은 필수적이다. 비록 보편적인 진실은 아니겠지만 정부가 보건부에 한 부서를 만들거나 그것에 밀접하게 연계되어 있을 때에는, 정책결정자들이 그 결과물과 제언을 이용하게 되는 더 좋은 기회가 존재한다. 정부에 밀접하게 연계된 정책연구기관인 한국개발연구원(KDI)은 한국의 재정경제원과 다른 기관에 의해 비중있게 이용되어 왔다. 이것은 또한 정부가 정책수행기관을 설립한 인도네시아에서도 마찬가지이다. 그러나 그렇게 밀접한 관계나 후원이 없더라도 조직이 정책결정자들과의 연계에 주도적으로 참여하는 것은 중요하다. 대학과 자치기관들은 이런 범주에 쉽게 포함될 수 있다. 그것은 정부의 요구이자, 새로운 기관들이 추구해야 하는 매체와 다른 공공기관 간의 연계이기도 하다.

3.4 정책개혁을 위한 역량 강화는 정부와 관련 기관들로 한정되는가

정부와 함께 일하는 대부분의 원조자들은 정책개혁을 위한 역량 강화가 정부부처와 기관들에 초점을 맞춰야 하는 것으로 생각한다. 정책은 정부의 관심사이다. 그리고 후자는 정책분석을 하고 정책결정을 수행하기 위해 준비되어야만 하는 사람들이다.

다른 한편, 정부에 소속된 정책연구 집단은 불리한 점을 갖고 있다. 그들의 자율성과 독립성은 손상될 수 있다. 지도부의 변화는 그들의 연구에 대한 요구를 불안정한 것으로 만들 수 있다. 그들은 활동성과 창조력이 미약한 관료적인 실체로 퇴화할 수도 있다. 문제를 예측하고 제기하고 앞일을 위해 지도자를 변화시키는 대신에 그들은 단지 명령만을 따를 수 있다.

이 모든 것들이 정책개혁의 영역에서 분석과 자문의 다양한 원천이 창조될 필요가 있는 이유이다. 역량 강화는 정부내에서든 정부와 상관없든 간에 모두 장려되어야 한다. 정책분석과 수행을 위한 자율적인 기관들은 대학의 한 부분이나 혹은 사적인 부문의 조직으로서, 자유로운 조직으로 설립될 수 있다. 이런 접근은 정부기관내에서보다 보상과 유인이라는 측면에서 더 쉽고 유연하게 자율적인 기관으로 설립될 수 있다는 점에서 유리하다. 그것은 더 손쉽게 능력 있는 전문가들을 끌어들이고 보유할 수 있다. 위에서 본 바와 같이, 이것은 정부에 있어서 만성적인 문제이다. 선진국은 그러한 많은 기관들을 갖고 있다. 저개발국들도 점점 더 많이 이런 견해를 실험하고 있다. 아프리카에서 아프리카 경제연구컨소시엄은 연구를 수행하고, 관심 있는 정부에 조언을 제공하는 여러 다른 대학들의 경제학자들의 역량을 강화시키기 위해 몇몇 원조자들이 노력을 기울인 한 가지 예이다. 그것은 원조를 통해 해외로부터의 전문적 투입을 받는 회원들의 연결망으로서 활동한다. TDR과 IHPP는 모두 보건의료부문에서 같은 방식으로 대학 그룹들과 연계를 갖고 운영되고 있는 것으로 보인다.

이런 접근이 채택된다면, 보건부에 있는 정책단위는 순수한 연구와 분석기관이라기 보다는 수요자 역할을 하는 것으로 계획되어야 한다. 또한 그들은 정책적 이슈를 명확히 하고, 참고자료를 준비하고, 능력있는 기관과 연구계약을 채결하고, 임무를 할당하고, 결과와 계약자들의 다른 임무를 평가하고, 정책결정자들에게 제언을 할 수 있어야만 한다. 이러한 일련의 역량은 많은 정부들이 빠뜨리고 있는 연계이다. 앞서 제시한 한국의 예는 아마도 예외적이다.

정책제언과 분석의 독립적인 기관들은 대부분의 정책적 이슈에서 공공부문과 민간부문의 관심을 자극하는 것이 필수적이다. 이것은 물론 정책문제에 대해서 대중 토론에 개방적인 정부와 다원사회임을 가정한다. 대중매체와 전문가 그룹과 같은 민간부문은 정책연구의 잠재적 소비자이다. 이 영역에서의 역량 강화를 위해서는 장기간의 재원, 지도력, 비평적인 전문가들과 기관의 설립 등의 문제에 대한 특별한 관심이 필요하다. 정부와 산업은 자율적인 기관을 설립하기 위해 자금을 지원할 수 있다. 인도에서 일련의 자율적인 농업경제연구센터들이 정부의 지원과 함께 30년 전에 대학에 세워졌다. 그러한 자율적인 그룹들은 정부내의 전속 정책단위보다 더 권력에 진실을 애기할 수 있다.

3.5 그 나라의 요구를 충족시키기 위한 역량 강화 전략은 어떻게 가능한가

지금까지 우리의 논의는 역량 강화의 일반적인 문제들에 대한 것이었다. 그러나 주어진 나라의 상황에 적절하도록 역량 강화를 위한 특정한 전략적 개입의 기초를 제공하지는 않았다. 전략을 세우기 위해서는 그 나라 혹은 부문의 특성에 대해 더 자세히 알 필요가 있다. 보건의료정책개혁을 위한 역량에 초점이 맞추어지면, 부문의 어떤 특성이 특별한 관심을 받아야 하는가? 선택된 특성들의 분석은 역량 강화를 위한 전략을 유도하기 위해 어떻게 사용될 수 있는가?

우리는 보건의료정책역량에 대한 수요과 공급에 영향을 미치는 요인들의 측면에서 그 나라의 보건의료부문을 평가하는 것으로서 시작할 것을 제안한다. 예를 들어 만약 정책분석과 실행을 위한 기본

<표 5-1> 전략적 개입

		수요	
		취약	강력
공급	취약	1. • 장기간의 훈련에 투자 • 정책결정자를 위한 연구 여행 • 수요를 자극하기 위한 정부와 원조자와의 대화	2. • 정부단위에 대한 지원 • 자율적인 역량/기관 창조 • 자문역량에 투자 • 조직간의 연결체제
	강력	4. • 원조자에 의한 역량의 이용 • 역량을 이용할 수 있도록 보건부에 보조금 제공 • 매체와 민간부문에 위한 역량의 이용을 자극 • 기술의 향상	3. • 역량 충전 • 역량의 지역적 이용을 증진 • 사업의 확산 지원

적인 기술, 조직, 체계들이 그 나라에 잘 발달되어 있고, 유용하다면, 우리는 그 나라의 역량 강화의 공급측면은 강력하다고 결론지을 수 있다. 만약 그것들이 고르지 않다면, 공급측면은 취약하다. 만약 그러한 기술과 조직의 이용을 위한 정부의 강력한 관심과 정책이 있다면 우리는 역량 강화의 수요측면이 강력한 것으로 특징지을 수 있다. 만약 정부가 그것에 대해 무관심하다면, 정책개혁역량에 대한 수요는 취약한 것이다. 국가와 부문의 수요와 공급을 2×2 매트릭스 형태로 분류할 때, 우리는 네 가지의 수요, 공급 쌍을 얻을 수 있다. 다음의 표에서 공급은 세로축에, 수요는 가로축에 있다. 1번 칸은 수요와 공급 양자가 취약한 국가를 대표한다. 반면 3번 칸은 양측면 모두 강력한 국가들에 적합하다. 2번과 4번 칸은 그 사이에 있다. 이것은 단순하지만 국가/부문을 범주화하는 유용한 방법이다. 역량 강화을 위해서는 수요와 공급의 특정 결합쌍에 있는 나라에 대해 어떤 전략적 개입이 적절할 것인가를 질문할 수 있다.

예를 들어 1번 칸의 보건의료부문을 보자. 여기서는 보건경제학자, 경영전문가, 사회과학자 등과 같은 훈련된 인력이 공급측면에서 부족한 것을 가정할 수 있다. 이들 기술을 배양할 수 있는 연구센터는 아마도 존재하지 않는다. 수행능력도 또한 취약하다. 만약 우리가 수요측면을 보지 않는다면, 우리는 공급측면을 강화하기 위한 훈련과 새로운 기관에 대한 투자를 추천하기 쉽다. 그러나 수요측면도 똑같이 취약하다. 그것은 정책결정자들, 공무원들 등이 정책개혁을 위한 역량 강화에 대한 정보가 없거나 무관심하다는 것을 의미한다. 1번 칸에 해당하는 국가를 위한 개입전략은 정부나 외부원조자가 정책개혁을 위한 새로운 센터나 단위를 설립하게 하는 것이 아니다. 이러한 개입을 위한 여건은 아직 성숙하지 않았다. 대신 원조자들에 의한 이들 지역에서의 연구여행, 시범사업과 같이, 수요를 증진시키기 위한 평가와 현지의 기술을 증진시키기 위한 훈련에 대해 장기간의 투자를 하는 데 중심을 둔다.

2번 칸의 보건의료부문은 정부단위를 통해 정책개혁을 위한 역량을 창조해야 할 단계에 있다. 이것은 수요측면이 강력하기 때문이다. 자율적인 기구와 자문회사는 강력해져 있다. 공급측면이 약하기 때문에 기술을 증진시키기 위해 외국 기관과의 조직결연을 맺는 것이 제안된다. 4번 칸에서처럼 공급은 강하고 수요는 약할 때는 원조자가 역량을 이용하는 것이 추천된다. 존재하는 기술과 역량의 사용을 장려하도록 정부에게 보조금을 제공한다. 원조자의 역할은 이미 존재하는 역량의 이용을 촉진하는 데 있는 것으로 보인다. 매체, 비정부조직, 그리고 산업은 또한 유용한 역량을 이용하도록 장려되어야 한다. 조직을 연결하는 것은 단지 기술을 향상시키는 것뿐만 아니라 수요를 자극하기 위한 것이다. 3번 칸에서는 전통적인 역량 강화가 아니라, 보건의료부문의 광범위한 기술과 조직적 역량을 공유하도록 촉진시키는 것이 과제이다.

각각의 칸에서 제안되었던 전략적 개입은 그것이 전부라는 것은 아니다. 다른 수요와 공급의 결합쌍이 존재할 때, 우리는 역량 강화를 위한 다른 전략들을 살펴볼 수 있다. 수요와 공급측면의 평가를 함께 함으로써 역량 강화를 위한 전략에서 새롭고 창조적인 방법이 발견될 수 있다. 각 부문의 상황에 대한 더 자세한 검토는 역량 강화를 위해 필요한 개입의 혼합을 더 정교화하고, 폭넓게 하는 데 도움을 줄 것이다.

4. 원조제공자를 위한 교훈과 함의

이 장에서 우리는 원조자와 국가가 역량 강화에 대해 수년간 배워 온 주요한 교훈을 제시한다. 그것은 다양한 부문과 다른 나라의 경험을 근거로 제시한다. 이들 교훈의 함의는 국제적인 원조자들에게도 또한 중요하다.

1. 전통적인 원조사업은 종종 역량 강화의 필요에 반해서 이루어져 왔다. 전형적으로 사업은 빠듯한 예산과 기한내에서 운영되어 왔고, 단기간 동안만 그 일을 담당할 인력에 의해 관리되어 왔다. 그들은 사업의 비용과 완수기한에, 그리고 만약 결과가 모니터 된다면, 즉각적이고 측정할 수 있는 결과에 초점을 맞추는 경향이 있다. 어떤 사업을 완수하는 데 압력이 존재한다면, 기술적 원조는 이들 임무를 수행하는 나라로 외국자문관을 보내는 데 이용되었을 따름이고, 역량을 강화할 것을 걱정하지는 않았다. 정책개혁은 특히 이러한 유형을 갖는 원조자의 행위에 민감하다. 이런 경향이 갖는 함의는 원조자들에게는 이중적이다. 일차적으로 사업의 시작 단계에서는 제안된 계획이 현지 역량을 강화하는 데 어떤 역할을 수행할 수 있는가에 대해 답할 필요가 있다. 심지어 억지로라도 요원들이 역량 강화의 문제를 생각해야 한다면, 아마도 역량 강화를 위해 더 많은 것이 행해질 수 있었을 것이다. 두번째로 몇몇 사업계획들은 역량 강화를 위한 좋은 매개체가 아니라는 것이다. 아프리카에서 세계은행이 다른 원조자들과 함께 아프리카 역량 강화 주도계획(Africa Capacity Building Initiative: ACBI)의 발주를 결정했던 것은 이런 한계 때문이다. 전통적인 사업과는 달리 이 특별한 장기 프로그램은

아프리카에서 역량 강화를 위한 가장 좋은 방법으로 보였다. 유사한 논리가 CGIAR의 창설 이면에서도 보여진다. 복잡한 농업 연구기관을 유지하는데 필요했던 기본적인 지원과 지도력은 원조자에 의해서 실천된 표준적인 계획형태를 통해서는 장기간의 기초를 제공받을 수 없었다. 역량 강화를 위한 특별한 재원과 메커니즘이 유연성을 제공했고, 자율적인 계획 관리자들은 역량 강화목적에 더 잘 부합되는 인적 역량을 끌어들이는 것을 필요로 할 것이며, 가능하게 할 것이다.

2. 역량 강화 노력은 그 과정에 적극적으로 참여하고 있는 그 나라의 담당자와 함께 참여적인 형태로 설계되고 관리될 때 더 효과적이다. 역량 강화요구에 대한 평가는 이런 접근에 의한 정보에 기초하고 있어야 한다. 민간 재단과 같은 작은 원조자들은 이런 접근에 익숙해 있고, 그들의 결과는 명확히 그 효능을 입증한다. 몇몇 커다란 원조자들에 의해 완성되어 양도되는(턴키 방식) 계획이나 고도로 기술적인 계획은 동일한 참여를 요구할 수 없으며, 그들의 요원들은 역량 강화 요구에 덜 민감하다. 여기서의 주요한 함의는 역량 강화 노력에 이해관계를 갖고 있는 현지 그룹과의 협력에서, 어떤 전략이 적절한지를 분석하고, 이해하고 동의하는 데는 많은 시간과 노력이 필요하다는 것이다. 앞서 언급되었던 IIM의 조건에서는 많은 노력이 산업위원회에 가해졌다. IHPP는 그 전략이 설계되기 전에 현장에서 고객과 함께 하는 광범위한 자문활동이 있었다.

3. 역량 강화 노력이 공급자 중심의 접근에 의해 지배되기 쉽다는 것은 의심할 여지가 없다. 기술적 전문가들은 일반적으로 역량이 창조되었을 때, 그것은 자동적으로 그 나라나 부문에서 이용

될 것이라고 가정한다. 어떤 조건하에서 이것은 타당한 가정일 수 있다. 만약 의사나 간호사들이 훈련된다면 그들은 아마도 잘 이용될 것이다. 몇몇 경우에 공급자는 그것의 수요를 창출해낼 수 있다. 많은 수의 과학자나 경제학자들이 훈련되거나 연구센터가 세워질 때, 그들 서비스에 대한 수요는 증가할 수 있다. 그러나 이들 투자는 희소한 자원을 이용하는 것이기 때문에, 그것은 계획단계에서 수요측면에 대한 관심을 기울이는 것이 타당하다. 그렇지 않으면, 역량의 이용은 만성적인 문제로 남게 될 것이다. 참여적인 형태는 자연스럽게 수요측면에 관심을 기울일 것이다. 중요한 것은, 그와 함께 몇 가지 문제가 있다면, 그것은 수요측면에 영향을 미치는 방법에 대해 사고하도록 계획자에게 경고할 것이다. 정책분석단위를 어디에 위치시킬 것인가(정부나 대학내의)와 같은 중요한 결정은 수요의 강도를 잘 평가함으로써 길잡이가 될 수 있다.

4. 만약 수요가 문제로 보인다면, 표에서 명확히 제시했던 바처럼, 원조자들은 창조된 역량을 직접 이용함으로써 유용한 '경기부양'의 역할을 할 수 있다. 세계은행과 다른 원조자들은 연구 및 자문기관, 그리고 정부에 의해 이용되지 않은 채 남아 있을 수 있는 개별 자문가들에게 계약을 줄 수 있다. 또한 준비가 되었을 때 이 전문기술이 정부에게 유용하지 않은 데도 지나치게 행해질 수 있다. 그러나 전체적으로 그러한 경기부양은 긍정적인 시범효과를 갖고 있고 현지 전문가에게 가치 있는 경험을 제공한다. 원조자들은 또한 정부로 하여금 새로운 역량을 사용하도록 하는 동기를 부여하기 위해, 정부부처나 기관들에게 작은 보조금을 줌으로써(특히 그들이 재정적 여건이 어려울 때) 그들에 의한 역량의 이용을 고무시킬 수 있다. 자유주의나 민주주의로

돌아선 국가들에서, 새로이 창출된 역량을 끌어들이기 위해 매체와 사적 부문을 지원하는 것은 생산적일 수 있다. 그들과 정부 간의 교류와 대화를 장려하는 것은 더욱 개방적인 사회로의 촉진을 위해서뿐만 아니라 창조된 인적·조직적 역량의 최적의 이용과 생산성을 위해서도 필수적이다.

5. 위에서 토론된 개입의 대부분은 시간이 필요할 뿐만 아니라 집약적인 기술도 필요하다. 이들 노력을 지원하기를 바라는 사람들은 계속성을 요구할 것이다. 그러한 개입을 직접 관리하는 원조자들 대신에, 그 주제에 관련된 몇몇 신뢰성 있는 현지 기관들이 외국의 담당자들과 함께 조직의 연결을 맺을 것을 요구한다. 마닐라에 있는 아시아경영연구소와 코스타리카에 있는 중앙아메리카경제연구소(Central American Institute of Business: INCAE)는 하버드 경영대학원과 장기간의 협력을 해왔다. 탄자니아에 있는 '다 대학(University of Dar)'은 스웨덴 대학과 경제학 부문에서 장기간의 조직결연을 위한 교류를 해왔다. 그러한 혁신을 기대하고 지원하는 것은 원조자 역할의 한 부분이 되어야 한다.

6. 작은 나라들은 역량 강화의 영역에서 몇 가지 특별한 문제에 직면하고 있다. 그들의 작은 경제규모와 희소한 자원하에서, 존속할 수 있는 기관과 전문가 상당수를 창출하는 것은 그 일을 책임질 원조자들에게 큰 비용부담을 줄 수 있다. 여기서 중요한 문제는 국가들간에 조직적 하부구조를 공유할 수 있는 체제를 설계하는 것이다. 자문은 작은 규모로 운영되는 것이 더 적합하더라도, 이것은 훈련과 연구와 자문서비스에 적용될 것이다. 위에서 언급한 중앙아메리카연구소는 한 지역의 작은 나라들간에

이런 형태로 운영된다. 방콕에 있는 (다른 주체가 모인) 아시아 기술연구소(Asian Institute of Technology)는 동남아시아에 공통이다. 보건의료정책역량에서 그같은 협력체제를 가동하는 것은 몇몇 지역에서는 적당한 것일 수 있다. 이러한 접근의 한 가지 명확한 함의는 수반된 그 기관들이 어떤 하나의 정부하에서만 있을 수는 없다는 점이다.

7. 원조자들은 그들의 자원, 계획의 우선순위, 시간적 제한, 지역적 중심의 측면에서 다양하다. 그들은 또한 사업계획을 운영하고, 재원조달하고, 관리하는 데 대해 갖고 있는 유연성의 정도도 다양하다. 이런 특징은 역량 강화에서 그들이 수행하는 역할에 대해 중요한 함의를 지니게 된다. 한 가지는 모든 사람들이 역량 강화에 상당한 이해를 갖고 있는 것은 아니라는 점이다. 다른 측면에서는 자원을 합치고, 다른 구성원의 상대적인 강력함을 최대한으로 이용하도록 인력관리부서를 움직임으로써, 원조자들은 그들 자신의 일을 하는 것이 전부였던 때보다 역량 강화를 지지하는 더 좋은 일을 할 수도 있다. 따라서 더 작고, 더 유연한 원조자들은 더 큰 상대편 원조자보다 적은 교부금을 갖고, 조직의 연결을 더 잘 계획하고 관리할 수 있다. 다른 한편, 거대 원조자는 수요자 측면에서 정부와 대화하는 것에서, 그리고 더 작은 원조자의 기본적인 수준의 역할을 위한 길을 여는 것에서, 더 큰 영향력을 갖을 수 있다. 특별한 부문의 상황에서 상대적으로 능력있는 다른 원조자들과 결합하는 것은 또한 중요한 전략적인 과제이다.

5. 저개발국 정부를 위한 함의

위에서 논의된 교훈과 정책적 함의의 대부분은 저개발국의 정부에
도 똑같이 관련된다. 역량 강화에 대한 장기간의 관점을 취할 필요성,
창조된 인적·조직적 역량의 적절한 이용을 위해 사전에 계획하는 것
의 중요성, 역량 강화 과정에서 조직을 배가함으로써 수행할 수 있는
역할, 작은 국가의 경우에 역량 강화를 위한 지역적 협력 사례 등은
원조자들이 고려하고 채택할 필요가 있는 것과 마찬가지로 저개발국
가 지도자들에게도 필요한 전략적 사고이다. 그러나 우리가 다음에서
제시하고 있는 것은 저개발국에만 독특한 몇 가지 다른 함의들이다.

1. 정책분석을 포함하는 광범위한 많은 영역에서 인적·조직적 역
   량을 창조하고 효율적으로 이용하는 것은 모든 저개발국에서는
   기본적인 과제이다. 즉각적인 관심을 요구하는 재원조달, 조직
   적 문제, 그리고 많은 사업계획들과 같은 중대한 일에서, 정부는
   종종 이러한 기본적인 기능으로부터 이탈하게 될 수도 있다. 최
   종적인 분석에서 어떤 사회의 개발 속도와 새로운 문제를 성공
   적으로 해결하는 능력은 그 지역의 인적·조직적 역량에 의존하
   게 될 것이다. 정부의 일차적인 관심은 따라서 공무원들의 역량
   이 어떻게 일정 기간 동안 유지, 강화될 수 있을지를 고려하는
   것이 되어야 한다. 라틴아메리카 국가의 예에서와 같이, 정권의
   변화와 함께 숙련된 공무원을 대량 방출하는 것은 공공서비스
   의 정치학에서 볼때, 그 나라에 이미 존재하는 역량을 비효율적
   으로 이용하는 결과를 낳을 수 있다. 광범위한 공공서비스개혁
   은 이런 문제들이 지속되고 있는 나라들에서는 심각하게 재고
   되어야 할 필요가 있다.

2. 정책개혁 역량은 정부가 정부 밖의 역량을 강화하는 것을 장려하는 것으로도 획득된다. 예를 들어 보건의료부문에서 정책개혁 역량이 모인 많은 기관들은 정부부처가 독자적인 평가와 대안들을 요구할 때 재산이 될 수 있다. 그러나 그러한 독립적인 자문기관들을 끌어들이기 위해서는, 정부부처들이 문제를 정식화시킬 수 있고, 전문가, 기관이 적절한지를 판단할 수 있고, 그리고 그들의 결과와 충고를 이용하고 해석할 수 있는 능력 있는 내부단위를 갖고 있을 필요가 있다. 예를 들어 인도네시아 정부는 정책제언자로서 외부의 자문과 기관을 널리 이용해왔다. 그것은 정부내에 있는 몇몇 상급자들이 외부로부터의 자문에 귀기울일 뿐만 아니라, 가치가 있는 것과 버려야 할 것을 가려내는 데에도 능숙하기 때문인 것으로 보인다. 그 나라의 경제부서는 커다란 내부 정책단위를 갖고 있지 않다. 여기에서의 교훈은 내부의 정책분석역량이 제한적인 정부임에도 불구하고 정부밖에 위치한 국내외의 자문가들을 활용하는 것을 통해 좋은 정책결과를 낼 수 있다는 것이다.

3. 역량개발에 조직간 연결을 이용하는 다양한 방법이 있다. 결합의 개념에는 한 조직에 대한 다른 조직의 어느 정도의 의존성이 포함된다. 그러나 역량 강화 과정을 통해서 의존성이 일정기간이 지나면서 사라지고, 기관간에는 더 동등한 관계가 되도록 계획되어야만 한다. 연결은 외국과 저개발국 기관 간에 가능할 뿐만 아니라, 한 나라의 기관간에도 가능한다. 따라서 더 잘 개발된 훈련기관, 연구 혹은 자문은 장기간의 협력체제를 통해 현지기관들을 개발하고 향상시키는 역할을 할 수 있다. 만약 요구된다면 정부는 이 과정을 촉진시키고, 그러한 협력을 위한 재정을 배려해야만 한다. 여기서 중요한 문제는 저개발국에 존재하는

인적·조직적 역량에 대한 정보의 부족이다. 외부의 원조자는 종 종 단지 유용한 정보가 없기 때문에 다른 영역에서 적당한 자문가들과 전문가기관들을 찾기가 어렵다는 것을 알게된다. 여기서는 정부가 전문가협회와 함께 적절한 정보를 모으고, 향상시키고, 확산시키는 데 다시 한번 능동적인 역할을 할 수 있다.

4. 오늘 특정한 정책개혁에 대해 갖고 있는 정부의 관심과 정책개혁을 위한 장기간의 역량 강화에 투자할 필요성에 대해 갖고 있는 정부의 관심 사이에는 분명히 타협이 있을 수 있다. 역량 강화가 거부된다면, 정책개혁을 수행하는 데 외부 조언에 대한 의존은 미래에도 지속될 것이다. 많은 국가들은 정책개혁 문제가 오늘로써 만족스럽게 해결될 것으로 기대하고 있지만, 이들이 직면하고 있는 많은 구조조정의 문제는 한 시기의 문제가 아니기 때문이다. 시간이 지나 새로운 문제가 발생하고, 그 나라와 전세계의 환경에 중요한 변화가 생기게 되면, 개혁에 대한 요구가 출현할 것이다. 운영중인 시장이나 조절체계의 기능에 새로운 문제가 발생할 수 있다. 가격, 보조금, 그리고 새로운 조직적 메커니즘이 빈자에 영향을 주는 방식을 평가하는 것이 필수적일 수 있다. 국가는 매시기마다 외부의 자문과 지원을 추구하지 않고, 새로운 문제를 효과적으로 예견하고 대응하기 위해서는, 정책분석, 개혁, 그리고 수행을 위한 인적·조직적 역량을 개발하고 유지할 필요가 있다. 역량 강화의 과정에서 필요한 기술과 조직적 강력함을 낳기 위해서는 시간이 요구된다. 따라서 오늘은 정부가 직면하고 있는 정책적 딜레마와 선택에 대한 답을 얻지 못할 수도 있다. 그것은 미래에 정책을 분석하고 개혁하는 데 사회가 더 자립적일 수 있도록 하는 투자가 되어야 한다.

참고문헌

● 제1부 ●

Abel-Smith, B. 1992, "Health Insurance in Developing Countries: lessons from experience," *Health Policy and Planning* 7(3), pp.215-226.

Benett, S and A. Mills(eds). 1994, "Special Issue: The Public/ Private Mix: policy options and country experiences," *Health Policy and Planning* 9(1).

Berman, P. 1993, "Health Sector Reform in Developing Countries: framing the issues," Unpublished paper presented at the Conference on Health Sector Reform in Developing Countries: Issues for the 1990s. Organised by the Date for Decision Making Project, Department of Population and Public health, Durham, New Hampshire, September, 1993, pp.10-13.

Broomberg, J. 1994, "Managing the health care market in developing countries: prospects and problems," *Health Policy and Planning* 9(3), pp.237-251.

Cassels, A. and K. Janovsky. 1992, "A time of change: health policy, planning and organization in Ghana," *Health Policy and Planning* 7(2), pp. 144-154.

Cassels, A. 1994a. "Setting priorities in health policy and health systems research," Unpublished background paper prepared for the WHO Ad Hoc Research and Development Review.

Cassels, A., K. Janovsky and A. Asamoa-Baah. 1995, "A time of change: health policy, planning and organization in Ghana-Part II," in preparation.

______. 1994b, "Aid Instruments and health systems Development: an analysis of current practice," Unpublished review paper prepared for the Sectoral Policy Unit, DG VIII/A/1 of the European Commission.

Collins, D., A. Green and D. Hunter. 1994, "International transfers of

National Health Service reforms: problems and issues," *The Lancet* 344, pp.244-250.

Conyers, D., A. Cassels and K. Janovsky. 1993, "Decentralisation and health Systems Change: a framework for analysis," WHO/NHP Doc, WHO: Geneva.

Denning, S. 1994, "Programmen aid beyond structural adjustment," Unpublished paper presented at the Workshop on New Forms of Programme Aid. Harare, Zimbabwe, January 31-February 1 1994.

Gilson, L., S. Busek and Russell. 1995, "The political economy of cost recovery and targeting policies," *Journal of International Development* (this issue).

Foltz, A-M. 1994, "Donor funding for health reform in Africa: is non-project assistance the right prescription?, *Health Policy and Planning* 9(4), pp.371-384.

Frenk, J. 1994, "Dimensions of health system reform," *Health Policy* 27, pp.119-134.

Hurst, J. 1991 "Reforming health care in seven European nations," *Health Affairs*, Fall, pp.172-189.

Macrae, J., A. Zwi and H. Birungi. 1994, "A healthy piece?: Rehabilitation and development of the health sector in a 'post' —conflict situation— The case of Uganda," London, Health Policy Unit, London School of Hygiene and Tropical Medicine.

Michaud, C. and CJL. Murray. 1994, "External assistance to developing countries: a detailed analysis 1972-90," Bulletin of the World Health Organization 72(4), pp.639-651.

Møgedal, S., SH. Steen and G. Mpelumbe. 1995, "Health sector reform and organizational issues: lessons from selected African countries," *Journal of Internetional Development* (this issue).

Moore, M.(ed). 1993a, "Good Government?" *IDS Bulletin* Vol 24(1).

______. 1993b, "Declining to learn from the east? The World Bank on 'Governance and Development" *IDS Bulletin* 24(1), pp.39-50

Murray, CJL. 1993, "An analytic approach to health sector reform,"

Unpublishment paper presented at the Conference on Health Sector Reform in Developing Countries: Issues for the 1990s. Organized by the Data for Decision Making Project, Department of Population and Public Health, Duham, New Hampshir, September 10-13.

Murray CJL and A. Lopez(eds.) 1994, *Global Comparative Assessments in the Health Sector: Disease burden, expenditures and intervention packages,* World Health Organization: Geneva.

Murray, CJL., R. Govindaraj and P. Musgrove. 1994, "National Health Expenditures: a global analysis," *Bulletin of the World Health Organization* 72(4), pp.623-637.

Nabarro, D and A, Cassels. 1994, *Strengthening health Management Capacity in Developing Countries.* Overseas Development London: administration.

Nabarro, D. 1993, "Management of Health in Developing Countries: Implications for the UK," Unpublished text of a presentation made at a meeting of the Institute of Health Service Managers, November 25, London.

ODA. 1989, "Civil service reform in sub-Saharan Africe," Record of a conference organised by the Overseas Development Administration, 29-31 March 1989.

OECD. 1994, *The Reform of Health Care Systems: A review of seventeen OECD Countires.* Health Policy Studies no.5. OECD: Paris.

Ransom-Kuti, O., AOO. Sorungbe, KS. Oyegbite and A. Bamisaiye(eds.). (undated), *Strengthening Primary Health Care at Local Government level: The Nigerian Experience.* Lagos: Academy Press.

Republic of Zambia. 1992, *National health Policies and Strategies(Health Reforms),* Lusaka: Ministry of Health.

Robinson, R. and J. le Geand(eds.). 1994, *Evaluating the NHS Reforms,* Kings Fund Institute. policy Journals: Newbury, Berkshire.

Roemenr, M. 1991, *National health Systems of the World,* vol.1. Oxford: Oxford University Press.

Save the Children Fund. 1993, "Investing in Health—World Development Report 1993—The SCF Perspective," Unpublished document, London: SCF.

Walt, G. 1994. *Health Policy: an introduction to process and power.* London: Zed Books.

Walt, G. and L. Gilson. 1994, "Reforming the health sector in developing countries: the central role of policy analysis," *Health Policy and Planning* 9(4), pp.353-370.

Weinberg, J., A Cassels, G. Holmes, C. Waddington and C. White. 1995, "The Development of Independent Hospital Boards," in preparation.

WHO. 1993a. *Intensified WHO Cooperation with countries and people in greatest need,* ICO/IWC/93.1 WHO: Geneva.

______. 1993b. *Evaluation of recent changes in the financing of health services,* Technical Report Series No 829, Geneva, WHO.

World Bank. 1987, *Finacing health Services in Developing Countries: An Agenda for Reform,* World Bank: Washington DC.

______. 1993, *World Development Report 1993: Investing in health,* New York: Oxford University Press.

●제2부●

Abel-Smith, B. and A. L. Creese(eds.). 1989, *Recurrent Costs in the Health Sector-Problems and Policy Options in Three Countries,* World Health Organisation, Geneva.

Akin, J., N. Birdsall and D. de Ferranti. 1987, *Financing Health Services in Developing Countries: An Agenda for Reform,* A World Bank Policy study, Washington DC.

Arrow, K. 1963, "Uncertainty and the Welfare Economics of Medical Care," *American Economic Review* 53, pp.941-973.

Barer, M. L., R. G. Evans and G. L. Stoddart. 1979, "Controlling Health Care Costs by Direct Charges to Patients: Snare or Delusion?" Ontario Economic Council, Occasional Paper no.10.

Barnum, H. and J. Kutzin. 1993, *Public Hospitals in Developing Countries: Resource use, Cost, Financing,* Baltimore and London: Johns Hopkins

University Press.

Bennett, S. 1989, "The Impact of the Increase in user Fees-A Preliminary Investigation," *Lesotho Epidemiological Bulletin* 4.

Bennett S. and E. Ngalande-Banda. 1994, "Public and Private Roles in health: A Review and Analysis of Experience in Sub-Saharan Africa," *Current Concerns,* SHS Paper 6. WHO/SHS/ CC/ 94.1. Geneva: World Health Organization, Division of Strengthening Health Systems.

Bitran, R. A. et al., 1986, *Zaire health Zones Financing Study*, John Snow Inc., Arlington, USA.

Brunet-Jailly, J. 1991, "Health Financing in the Poor Countries: Cost-Recovery or Cost Reduction?" World Bank Policy, Research, and External Affairs Working Paper 692, Washington DC.

Bumgarner, J. R.(ed.). 1992, *China: Long-Term Issues and Options in the health transition.* A World Bank Country Study, Washington DC.

Creese, A. L. 1991, "User Charges for Health Care: A Review of Recent Experience," *Health Policy and Planning* 6(4), pp.309-319. Also available as SHS Paper 1. Geneva: World Health Organization, Division of Strengthening Health Services.

de Ferranti, D. 1985, *Paying for Health Services in Developing Countries: An Overview*, World Bank staff Working paper 721, Washington DC.

Evans, R. G. 1993, User Fees for health Care: Why a Bad idea Keeps Coming Back. Canandian Institute for Advanced Research, Programme in Population health, Working Paper No. 26.

Fiedler, J. L. 1993. "Increasing Reliance on User Fees as a Response to Public health Financing Crises: A case Study of El Salvador," *Social Science and Medicine* 36(6), pp.735-747.

Gertler, P. and J. Van der Gaag. 1990, *The Willingness to Pay for Medical Care,* Baltimore and London: Johns Hopkins University Press.

Gilson, L. 1988. *Government Health Care Charges: Is Equity Being Abandoned?* EPC Publication 15, London School of Hygiene and Tropical Medicine.

Griffin, C. C. 1989, *Strengthening Health Services in Developing Countries through the private Sector,* International Finance Corporation Discussion Paper 4, Washington DC: World Bank.

______. 1992. *Health Care in Asia: A Comparative Study of Cost and Financing,* Washington DC.: World Bank Regional and Sectoral Studies.

Jimenez, E. 1987, *Pricing Policy in the Social Sectors,* Baltimore and London: Johns Hopkins University Press.

Knowles, J. C. 1995, "Price Uncertainty and the Demand for Health Care," *Health Policy and Planning* 10(3), pp.301-303.

Korte, R., H. Rrichter, F. Merkle, and H. Görgen. 1992, "Financing health Services in Sub-Saharan Africa: Options for Decision-makers during Adjustment," *Social Science and Medicine* 34(1), pp.1-9.

Kutzin, J. and H. Waters. 1994, "Health Sector Financing and Sustainability in Sub-Saharan Africa: A Strategic Framework for Setting Priorities," Document prepared for the United States Agency for International Development health and Human Resources Analysis for Africa(HHRAA) Project.

Litvack, J. I. and C. Bodart. 1993, "User Fees and Improved Quality of Health Care Equals Improved Access: Results of a Field Expriment in Cameroon," *Social Science and Medicine* 37(3), pp.369-383.

McPake, B., K. Hanson and A. Mills. 1992, "Experience to Date of Implementing the Bamako Initiaive: A Review and Five Country Case Studies," London School of Hygiene and Tropical Medicine, Department of Public Health and Policy, Health Policy Unit.

______. 1993, "Community Financing of Health Care in Africa: An Evaluation of the Bamako Initiative," *Social Science and Medicine* 36(11), pp.1383-1395.

McPake, B. 1993, "User Charges for Health Services in Developing Countries: A Review of the Economic Literature," *Social Science and Medicine* 36(11), pp.1397-1405.

MSH(Management Sciences for Health). 1984, *Improving the Availability of Pharmaceuticals in the Public Sector,* Boston.

Mwabu, G. M., M. Ainsworth and A. Nyamete. 1993, "Quality of Medical

Care and Choice of Medical Treatment in Kenya: An Empirical Analysis," Technical Working Paper 9, Washington DC: World Bank, Africa Technical Department, Human Resources and Poverty Division.

Nolan, B. and V. Turbat. 1995, "Cost-Recovery in Public Health Services in Sub-Saharan Africa," Washington DC.: World bank, Economic Development Institute.

Shepard, D. S., G. Carrin and P. Nyandagazi Household Participation in Financing of Health Care at Government health Centres in Rwanda in Mills, a and K. Lee(eds). 1993, *Health Economics Research in Developing Countries*, Oxford University Press.

Shepard, D. S., T. Vian and E. F. Klein. 1990, "Health Insurance in Zaire," Policy, Research, and External Affairs Working Paper 489, Washington DC: World Bank.

UNICEF. 1991, Bamako Initiative Management unit, Sitrep 002/ 91, New York.

______. 1991, "Strengthening Health Services: Community Cost-Sharing and Participation," Paper prepared for Informal Session on the Bamako Initiative. UNICEF Executive Board Meeting, 24 April 1991, New York.

Vogel, R. 1990, "Trends in health Expenditure and Revenue Sources in Sub-Saharan Africa," Background paper prepared for the Africa Health Policy Study, World Bank, Washington DC.

Waddington, C. J. and K. A. Enyuimayew. 1990, "A Price to Pay, Part 2: The Impact of User Charges in the Volta Region of Ghana," *International journal of Health Planning and Management* 594, pp.287-312.

Weaver, M., K. Handou and M. Zeynabou. 1990. "Patient Surveys at Niamey National Hospital: results and Implications for Reform of Hospital Fees," Prepared under USAID Project 683-0254, Bethesda, Maryland: Abt Associates.

WHO. 1988a, *Estimating Drug Requirements: A Practical Manual,* Action Programme on Essential Drugs and Vaccines, Geneva.

______. 1988b, *Guidelines for Developing National Drug Policies,* Action Programme on Essential Drugs and Vaccines, Geneva.

______. 1990, *The Use of Essential Drugs. Model List of Essential Drugs (Sixth List),* Report of a WHO Expert Committee. Technical Report Series 796, Geneva.

WHO/National Health Systems and Policies. 1994. *Report of an Intercountry meeting on "Public/Private Collaboration for Health,"* WHO/SHS/NHP/94.2, Windhoek, Namibia, 4-8 October 1993.

WHO/UNICEF. The World Economic Crisis and Its Impact on Health and Health Services: Evidence and Requirements for Action, Paper prepared for Joint Committee on health Policy, January 1989.

World Bank. 1980. *Health Sector Policy Paper,* Second Edition, Washington DC.

______. 1993. *World Development Report 1993: Investing in health,* Washington DC.: Oxford University Press.

Yoder, R. A. 1989, "Are People Willing and Able to Pay for Health Services?" *Social Science and Medicine.*

Yu Dezhi. 1992, "Changes in Health Care Financing and Health Status: The Case of China in the 1980s," Innocenti Occasional Papers EPS 34, Florence, Italy.

●제4부●

Anderson, G. 1989, "Universal Health Care Coverage in Korea," Health Affairs 8, pp.24-34.

Anell, A. 1995, "Implementing Planned Markets in Health Services: The Swedish Case," in R. B. Saltman and C. von Otter(eds.), *Implementing Planned Markets in Health Care: Balancing Social and Economic Responsibility,* Buckingham, UK. and Philadelphia: Open University Press, pp.208-225.

Brommels, M. 1995, "Contracting and Political Boards in Planned Markets," in R. B. Saltman and C. von Otter(eds.), *Implementing Planned*

Markets in Health Care: Balancing Social and Economic Responsibility, Buckingham, UK and Philadelphia: Open University Press, pp.86-109.

Buchanan, J. and G. Tullock. 1962, *The Calculus of Consent. Logical Foundations of Constitutional Democracy,* Ann Arbor: University of Michigan Press.

Busse, R. and C. Howorth. 1996, forthcoming, "Outpatient Pharmaceutical Policy in the German Health System," in H. Glennerster, R. B. Saltman and F. W. Schwartz(eds.), *Fixing Health Budgets, Experience from Europe and North America,* London: Wiley Publishers.

Creese, A. 1995, Personal communication, 18 May.

de Roo and A. Aad. 1995, "Contracting and Solidarity: Market-Oriented Changes in Dutch Health Insurance Schemes," in R. B. Saltman and C. von Otter(ed.), *Implementing Planned Markets in Health Care,* Buckingham, UK. and Philadelphia: Open University Press.

Enthoven, A. 1985, *Reflections on The Management of The NHS,* London: Nuffield Provincial Hospitals Trust.

Freudeheim, M. (28 April 1995), "A Bitter Pill for the HMOs," New York Times p.C1.

Ham, C. and A. Maynard. 1994, "Managing The NHS Market," *British Medical Journal* 308, pp.845-847.

Higgins, J. 1988, The Business of Medicine: *Private Health Care in Britain,* London: MacMillan Education.

IHSM. 1988, London.

Institute of Medicine. 1989, *For-Profit Enterprise in Health Care:* Washington: National Academy Press.

Johansson, L. 1996 forthcoming, "Social and Home Care Services in Sweden," in R. B. Saltman and N. M. Kane(eds.), *Pharmaceutical and Home Care Reforms: A Comparative Assessment*, Stockholm: Liber Publishers.

Kellerman, A. and B. Hackman. 1988, "Emergency Department Patient 'Dumping' An Analysis of Inter-hospital Transfers to the Regional

Medical Center at Memphis, Tennessee," *American Journal of Public Health* 78, pp.1287-1292.

Kettl, D. 1993, *Sharing Power: Public Governance and Private Markets,* Washington: Brookings Institution.

Koeck, C. and B. Neugaard. 1995, "Competitive Hospital Markets Based on Quality: The Case of Vienna," in R. B. Saltman and C. von Otter (eds.), *Implementing Planned Markets in Health Care: Balancing Social and Economic Responsibility,* Buckingham, U.K. and Philadelphia: Open University Press, pp.227-236.

Luft, H. and R. Miller. 1989, "Patient Selection in a Competitive Health System," *Health Affairs* 7, pp.97-119.

Ministry of Welfare, Health and Culture. 1992, *Choices in Health Care,* Rijswick.

Osborne, D. and T. Gaebler. 1992, *Reinventing Government.* Addison-Wesley, Reading, Massachusetts.

Paul, S. 1995, "Capacity Issues in Health Reform in Developing Countries," Discussion Paper #5, Forum on Health Reforms, Geneva: WHO/ National Health Policy.

Polanyi, K. 1944, *The Great Transformation,* New York: Rheinhardt.

Saltman, R. 1993, "The Public/Private Mix in Health Care," in C. Artundo, C. Sakellarides, and H. Vuori(eds.), *Health Care Reform in Europe,* WHO, Copenhagen, and the Spanish Ministry of Health and Consumer Affairs, Madrid, pp.113-128.

______. 1994a, "Patient Choice and Patient Empowerment in Northern European Health Systems: A Conceptual Framework," *International Journal of Health Services* 14, pp.201-229.

______. 1994b, "A Conceptual Overview of Recent Health Care Reforms," *European Journal of Public Health* 4, pp.287-293.

______. 1996 forthcoming, "Thinking About Planned Markets and Fixed Budgets," in H. Glennerster, R. B. Saltman, and F.-W. Schwartz (eds.), *Fixing Health Budgets: Experience from Europe and North America,* Wiley.

Saltman, R. and A. de Roo. 1989, "Hospital Policy in The Netherlands: The Parameters of Structural Stalemate," *Journal of Health Politics Policy and Law* 14, pp.773-795.

Saltman, R. and C. von Otter. 1992, *Planned Markets and Public Competition: Strategic Reform in Northern European Health Systems,* 'State of Health' Series, London: Open University Press.

______(eds.). 1995, *Implementing Planned Markets in Health Care: Balancing Social and Economic Responsibility.* 'State of Health' Series, London: Open University Press.

Serner, U. 1980, "Swedish Health Legislation: Milestones in Reorganization since 1945," in A. J. Heidenheimer and N. Elvander(eds.) *The Shaping of The Swedish Health System,* New York: St. Martin's Press, pp.99-116.

Smee, C. 1995, "Self-governing Trusts and GP Fundholders: The British Experience," in R. B. Saltman and C. von Otter(eds.), *Implementing Planned Markets in Health Care: Balancing Social and Economic Responsibility,* Buckingham, UK, and Philadelphia: Open University Press, pp.175-207.

SOU. 1995: 5, *Priorities in Health Care: Ethics, Economy, Implementation,* Stockholm: Ministry of Health and Social Affairs.

van de Ven, W. and F. Schut. 1995, "The Dutch Experience with Internal Markets," in M. Jérôme-Forget, J. White and J. M. Weiner(eds.), *Health Care Reform Through Internal Markets,* Washington: Brookings Institution, pp.95-118.

Wasem, J. 1996 forthcoming, "Social and Home Care Reforms in Germany," in R. B. Saltman and N. M. Kane(eds.), *Pharmaceutical and Home Care Reform: A Comparative Assessment,* Stockholm: Liber Publishing.

Weisbrod, B. 1988, *The Non-Profit Economy.* Cambridge, MA: Harvard University Press.

Whitehead, M. 1994, "Is it Fair: Evaluating the Equity Implications of the NHS Reforms," in R. Robins on and J. Le Grand(eds.), *Evaluating the*

National Health Service Reforms, London: Policy Journals, pp.208-242.

Woolhandler, S., D. Himmelstein and J. Lewontin. 1993, "Administrative Costs in U.S. Hospitals," *New England Journal of Medicine* 329(5 August), pp.400-403.

World Bank. 1993, *Republic of Tunesia: The Social Protection System,* Report No. 11376-TUN., Washington.

Young, S. 1987, "The Nature of Privatization in Britain 1979-1985," *West European Politics* 9 (April), pp.235-252.

●제5부●

UNDP. 1992, *Human Development Report*, New York.

Paul, S. et al. 1989, Building Capability for Policy Analysis, PPR Working Paper No. 220, World Bank, Washington DC.

Ganapathy et al. 1985, *Public Policy and Policy Analysis in India*, New Delhi: Sage.

Israel, A. 1987, *Institutional Development*, Baltimore: Johns Hopkins Press.

세계보건기구

세계보건기구(World Health Organization, 보통 WHO로 줄여서 부름)는 국제연합(UN) 산하 전문기관의 하나로 건강 향상과 질병 퇴치를 위한 국제적 협력기구이다. 1946년 헌장이 만들어지고, 1948년 활동을 시작한 이래, 거의 모든 국가가 참여하여 1992년 현재 회원국 수는 168개국에 이르고 있다.

세계보건기구는 전인류가 가능한 한 최고 수준의 건강을 달성하도록 하는 데 목적(헌장 제1조)을 두고 있으며, 이를 위하여 각국의 정부와 관련 기관의 협조 아래 건강과 질병에 관련된 여러 종류의 사업을 전개하고 있다.

세계보건기구는 중앙에 세계보건총회(World Health Assembly), 실행위원회, 사무국의 3개 조직이 있다. 전세계를 아프리카, 동지중해, 동남아시아, 서태평양, 아메리카, 유럽의 6개 지역으로 나누어 각각 자치적인 활동을 하고 있다. 우리나라는 서태평양 지역에 속해 있다. 서태평양 지역(Western Pacific Region)의 사무국은 필리핀의 마닐라에 있으며, 1989년 이후 우리나라의 한상태(韓相泰) 박사가 사무처장을 맡고 있다. 각 나라별로 세계보건기구 대표(WHO Representative)를 둔다.

세계보건기구의 재정은 주로 각국의 분담금으로 충당된다. 1991~92 회계년도의 경우 6억5천만 달러의 예산을 집행하였다. 우리나라도 0.24%(140만 달러)를 부담한 바 있다. 과거에는 수혜국이었으나, 이제는 부담액이 더 큰 공여국이 되었다.

세계보건기구는 인류의 건강한 삶이라는 이상을 달성하기 위하여 1950~60년대에는 말라리아, 결핵, 천연두 등 감염성 질환의 퇴치에 노력을 기울여, 큰 성과를 거두었다. 최근에는 ADIS의 관리, 환경보건의 개선 등에 적극 노력하고 있다. 세계보건기구가 정한 각종 기준, 질병분류, 질병관리체계는 세계적인 표준이 된다. 1970년대에 들어서는 '보건의료체계'를 강화하기 위한 사업을 전개하였다. 이러한 노력의 대표적인 예가 1978년 전 회원국이 모여 채택한 '알마아타(Alma Ata) 선언'이다. '모두를 위한 건강을(Health For All)'이라는 장기적 목표를 이루기 위하여, 새로운 의료질서로서 '일차보건의료'의 개념을 제시하였다. 이는 세계 각국의 보건의료 발전과 정책 수립에 매우 큰 영향을 미치고 있다. 일차보건의료는 이제 '국가보건의료체계의 방향 재정립'과 '지역보건의료체계'의 구성이라는 더 높은 개념으로 발전되고 있다. 우리나라에서도 경기도 연천군, 강원도 화천군, 전라남도 곡성군, 대구시 남구 등에서 지역보건의료체계 사업이 진행되고 있다.

눌원보건문고 23

보건의료개혁에 대한 최근의 논의
개발도상국을 위한 제언

ⓒ 서울대학교 의과대학 의료관리학교실, 1998

엮은이／세계보건기구
옮긴이／서울대학교 의과대학 의료관리학교실
펴낸이／김종수
펴낸곳／도서출판 한울

편집부장／온현정

편집책임／오현주
편집／심효정

초판 1쇄 인쇄／1998년 7월 20일
초판 1쇄 발행／1998년 7월 30일

주소／120-180 서울시 서대문구 창천동 503-24 휴암빌딩 201호
전화／326-0095(대표)
팩스／333-7543
등록／1980년 3월 13일, 제14-19호

Printed in Korea.
ISBN 89-460-2539-5 94510

* 가격은 겉표지에 있습니다.